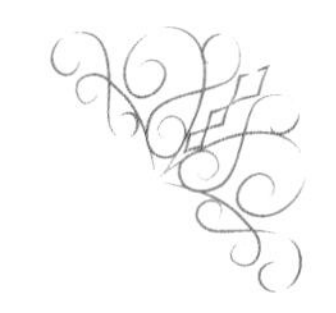

「幸福な人生」は、

・肉体的および精神的に病に冒されていない人

・とりわけ若々しさを保持している人

・能力にふさわしい力と勇気と名誉と精力と
大胆さをもっている人

・知識、学問、感覚器官の対象を統合して行動する人

・富と楽しみを享受し、何でもやってみることができ、
思いのままに行動できる自由がある人

このような人々にあるといわれる。
これらと反対の人々には「不幸な人生」がある。

――「チャラカ・サンヒター　総論編30章」

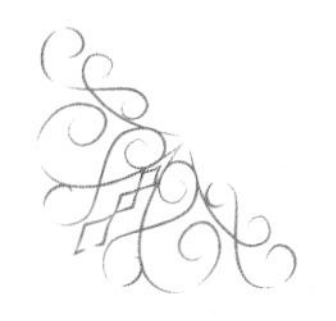

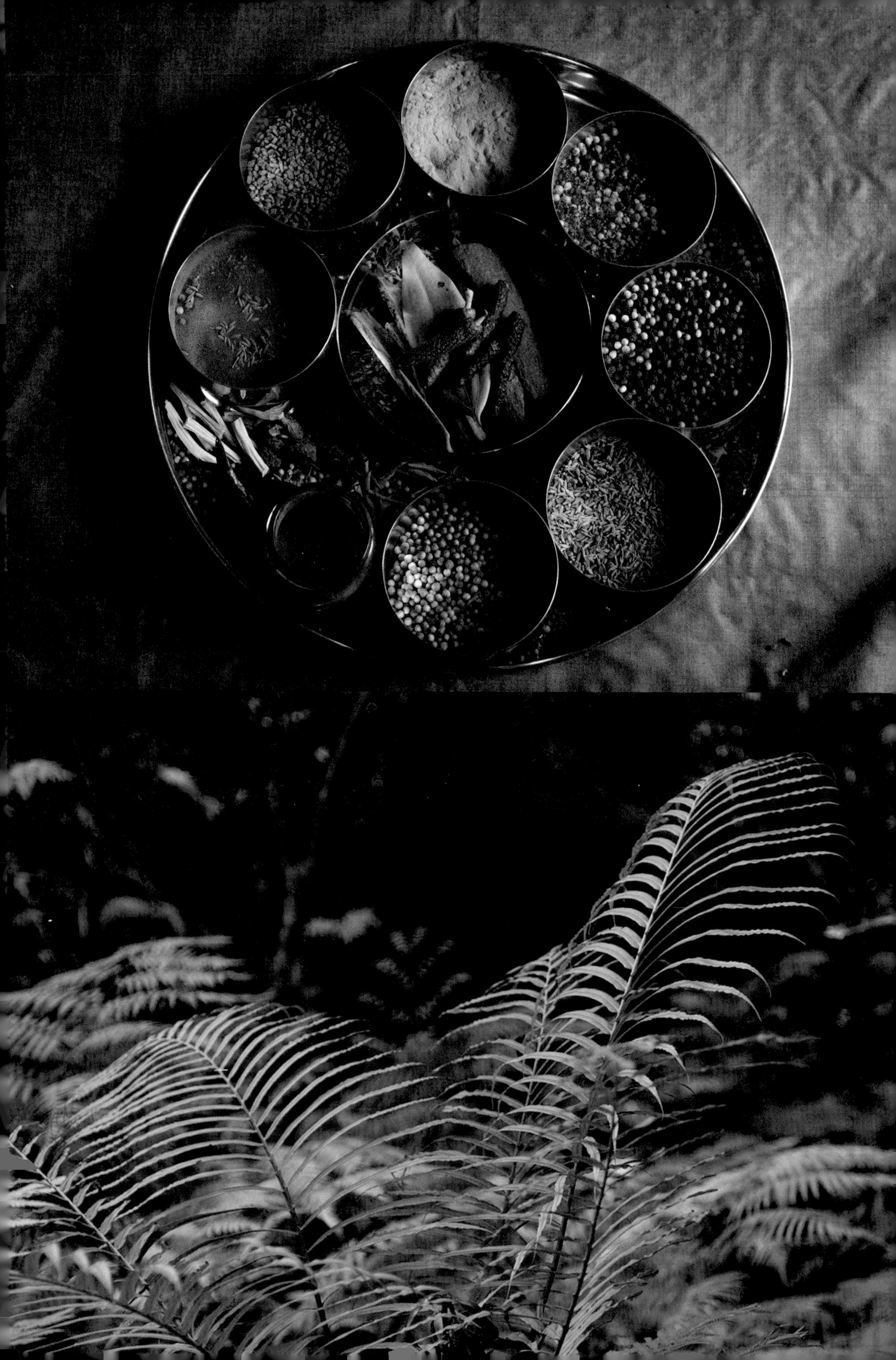

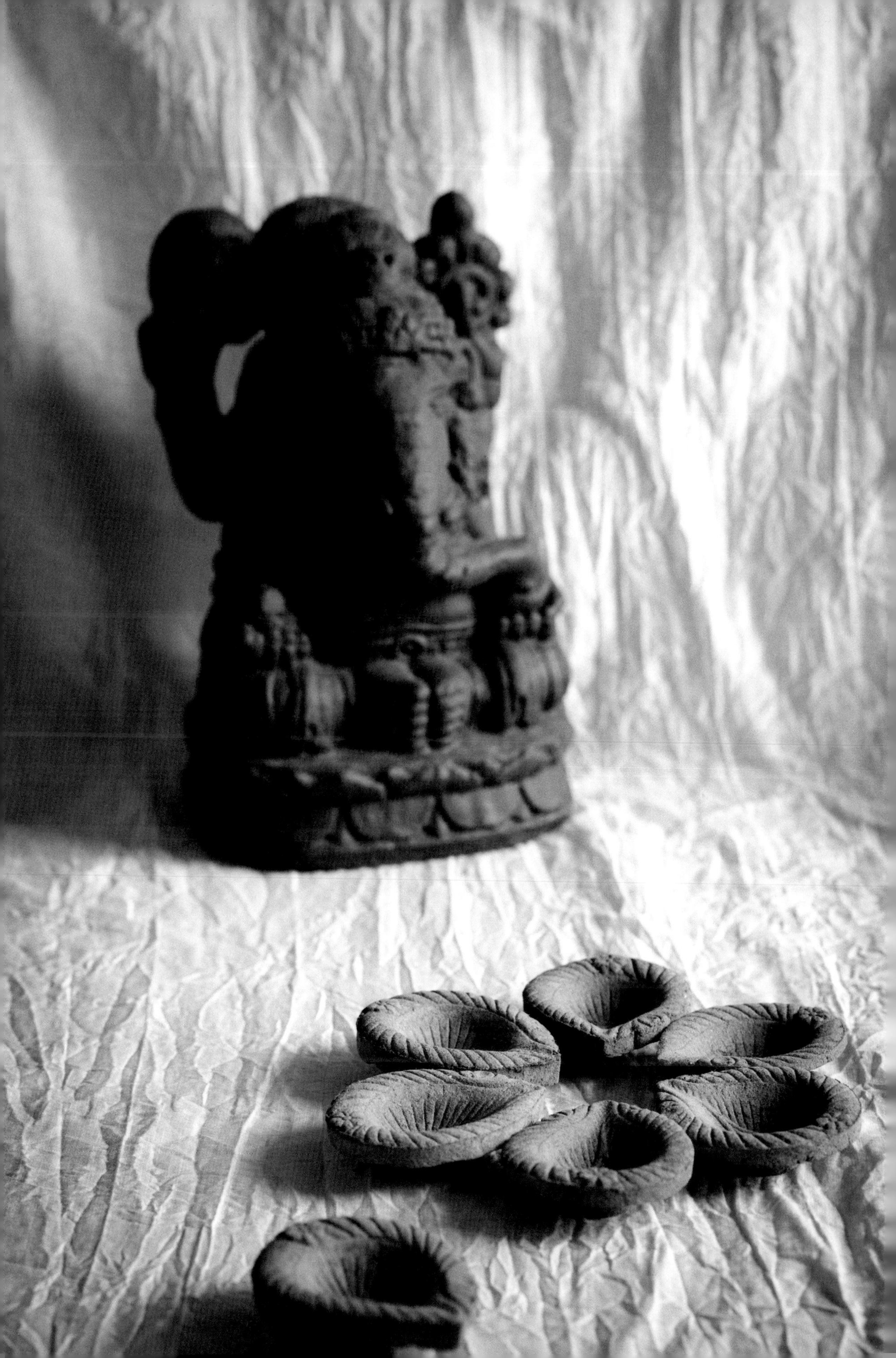

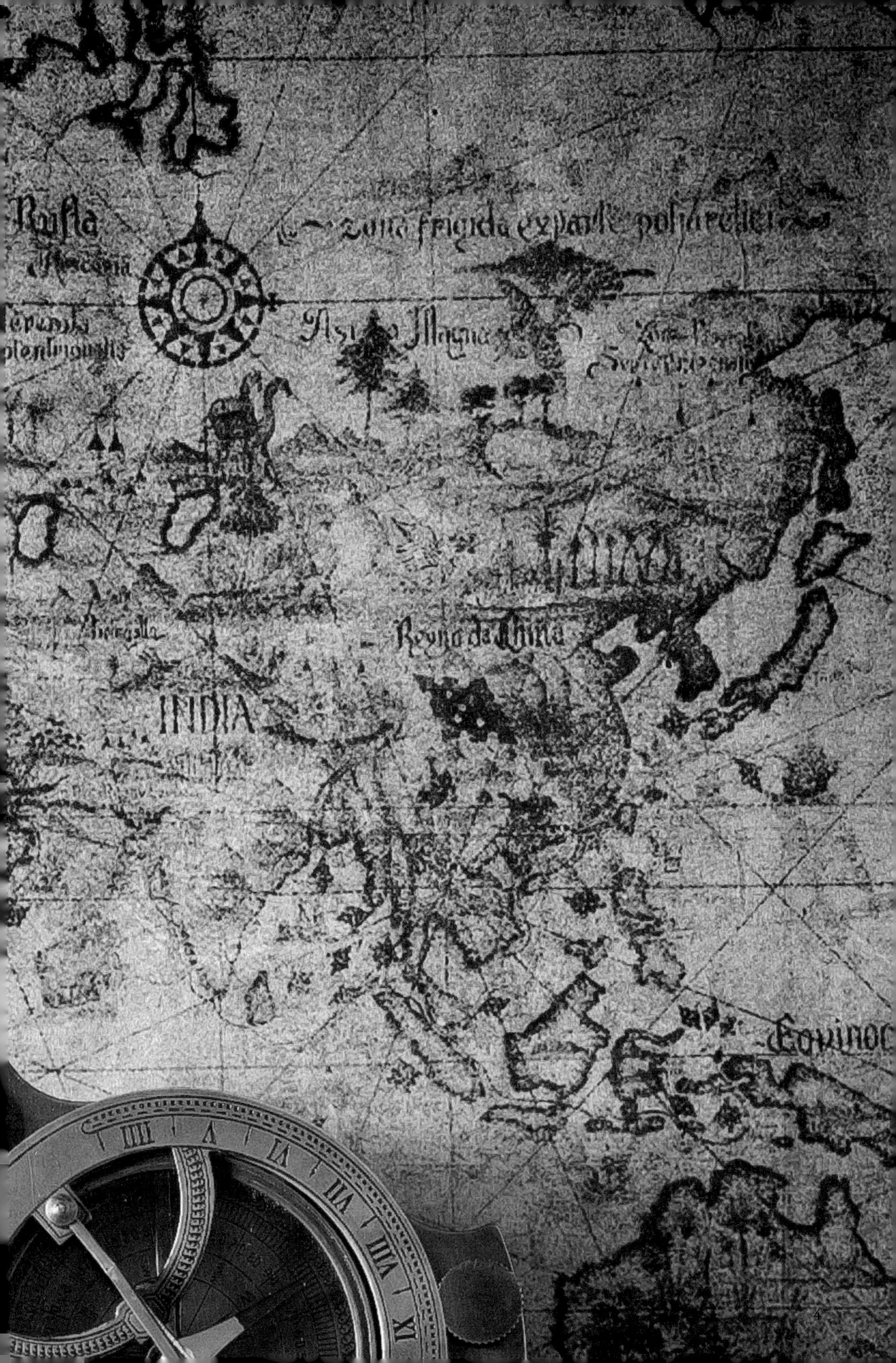
Reyno da China
INDIA

はじめに

アーユルヴェーダは5000年前（文献によっては3500年前）にインドで発祥した世界最古の伝統医学で、サンスクリット語の「生命・寿命」を意味する「アーユス」と、「智慧（知恵）・科学」を表す「ヴェーダ」を組み合わせたものです。「寿命科学」や「生命科学」とも訳されます。

現在では世界保健機関（WHO）に認証され、「健康な人の健康を守り、病人の病を鎮静する」ことを目的に、「人生を幸福に健康に過ごす智慧」として現代に伝えられてきました。

中国医学、エジプト医学、チベット医学などにも影響を与えたとされ、中でも科学に基づいて現代医学の基礎を築いたとされる医師・ヒポクラテスが実践した古代ギリシャ医学にも影響を与えたとも言われます。アーユルヴェーダは、古い学問でありながらも、現代の最新医学との共通点も多く、関心を寄せる方が増えています。

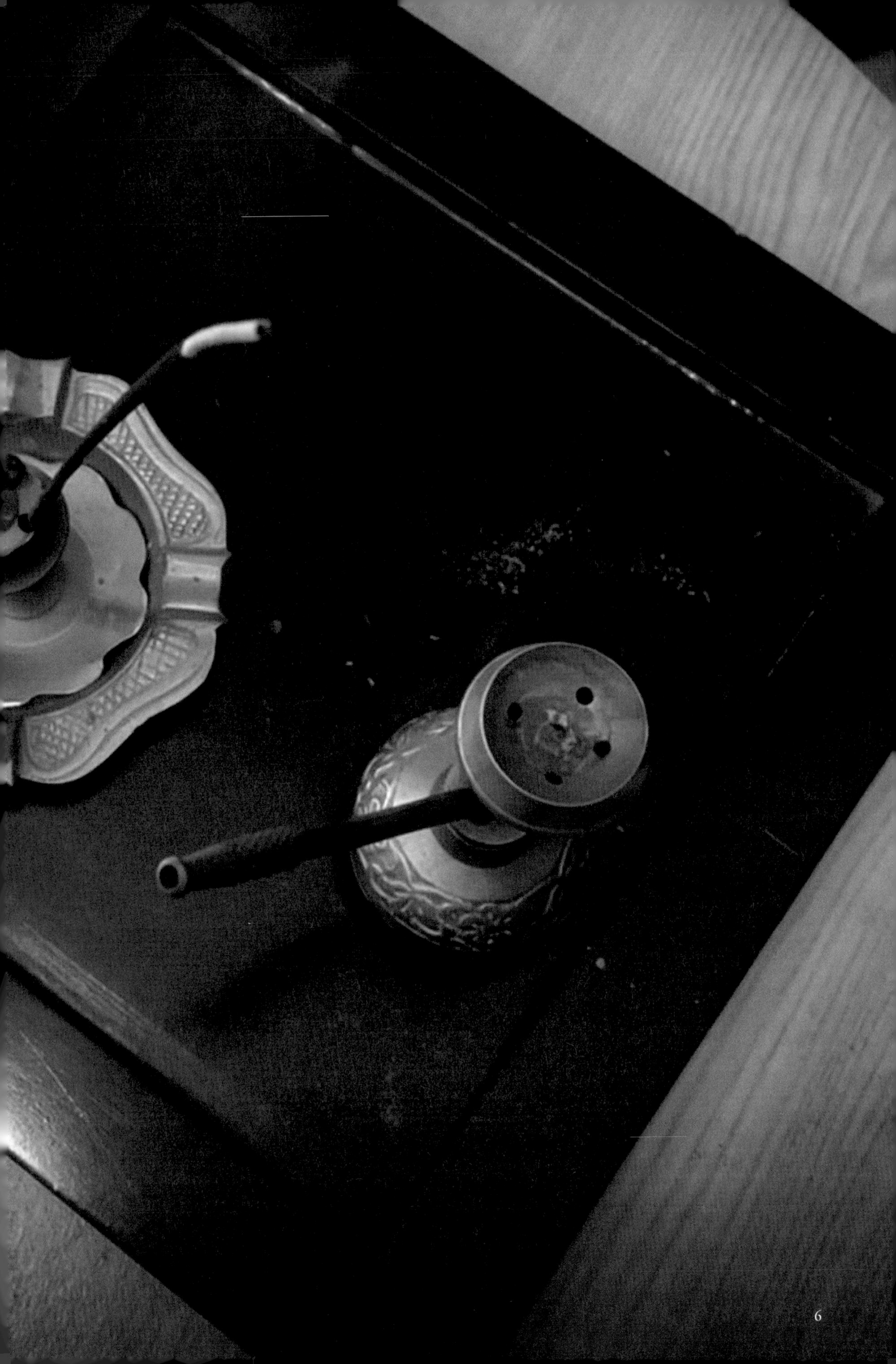

私がアーユルヴェーダを学ぶことになったきっかけは亡き父の介護体験からでした。思うように介護できなかった後悔の念から、いろいろ調べていくうちに出会ったのがアーユルヴェーダでした。20数年前のことですが、学べば学ぶほど内容の奥深さに魅かれ、数ある健康法の中で最も古く、最も変わらない不動の智慧を学べたことに感謝しています。また、学べたことを誇りに思います。

沖縄との接点も多く、特に食の分野では食材や調理法など、共通点が見られます。

遠く離れた地ですが、琉球列島とインドの中北部はほぼ同じ経度です。二つのつながりを感じながら、本書では私が暮らしの中やスパで実践してきた内容を紹介します。読んでいただいた皆さんも、自分に必要だと思うことがあれば、取り入れてみてはいかがでしょうか。さまざまな発見があると思います。

知念伽央梨

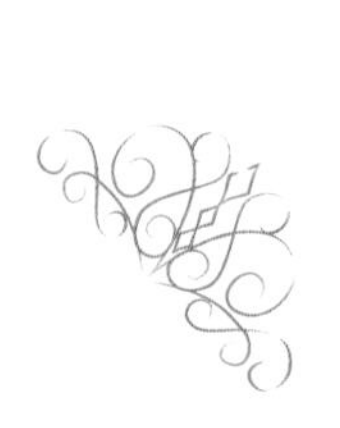

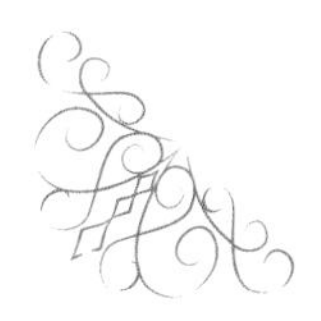

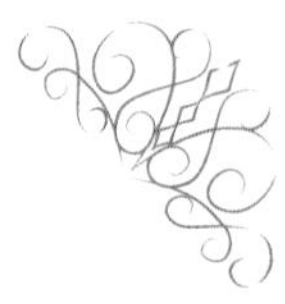

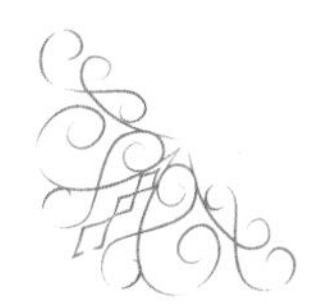

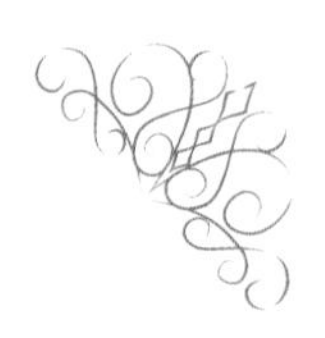

Chapter 9 季節の過ごし方

しあわせの智慧 アーユルヴェーダ

Āyurveda in OKINAWA

知念 伽央梨［著］

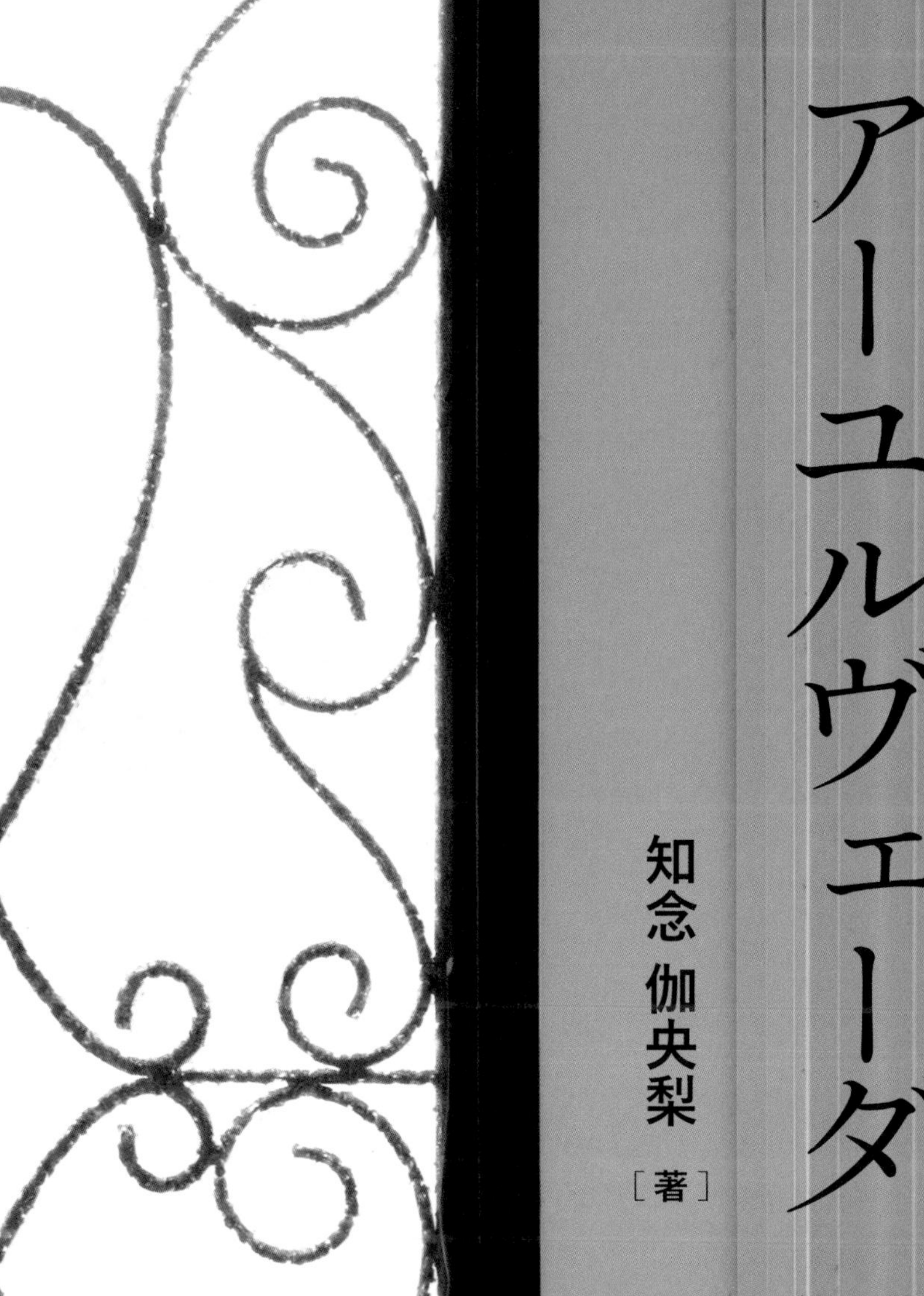

インドの光景

アーユルヴェーダを学んだ仲間と共に、2017年、アーユルヴェーダ大学や病院の視察で訪れたインドの様子は今でも昨日のように思い出されます。

1

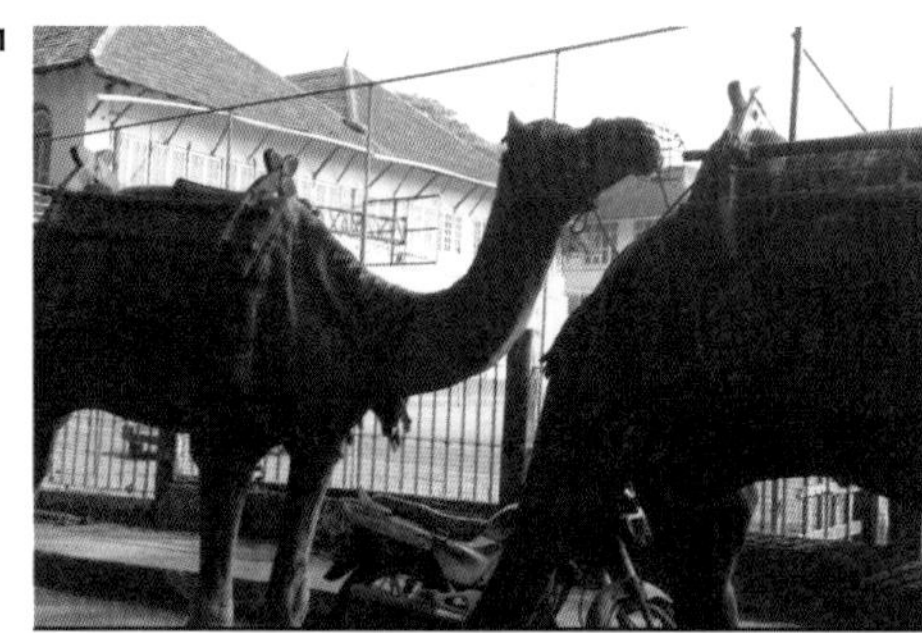

2

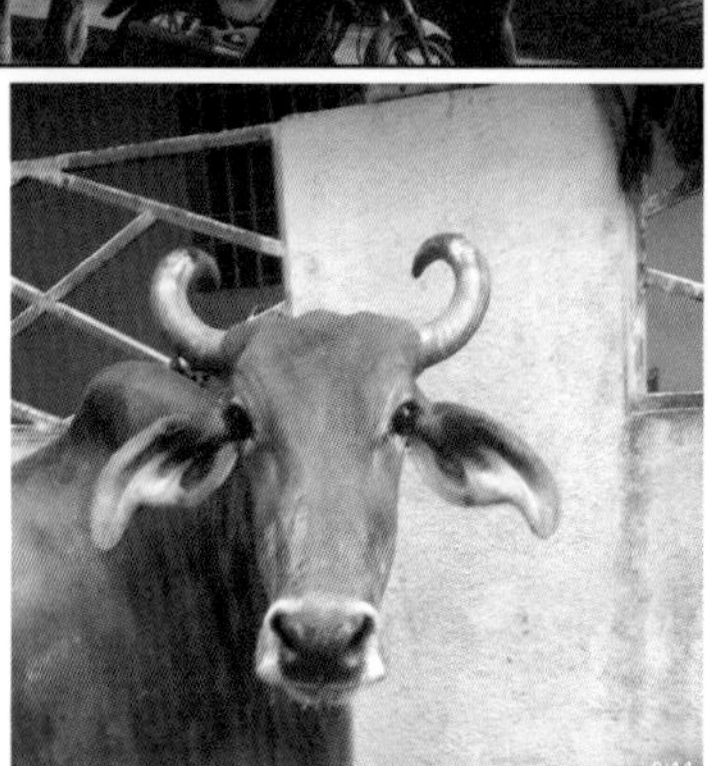

3

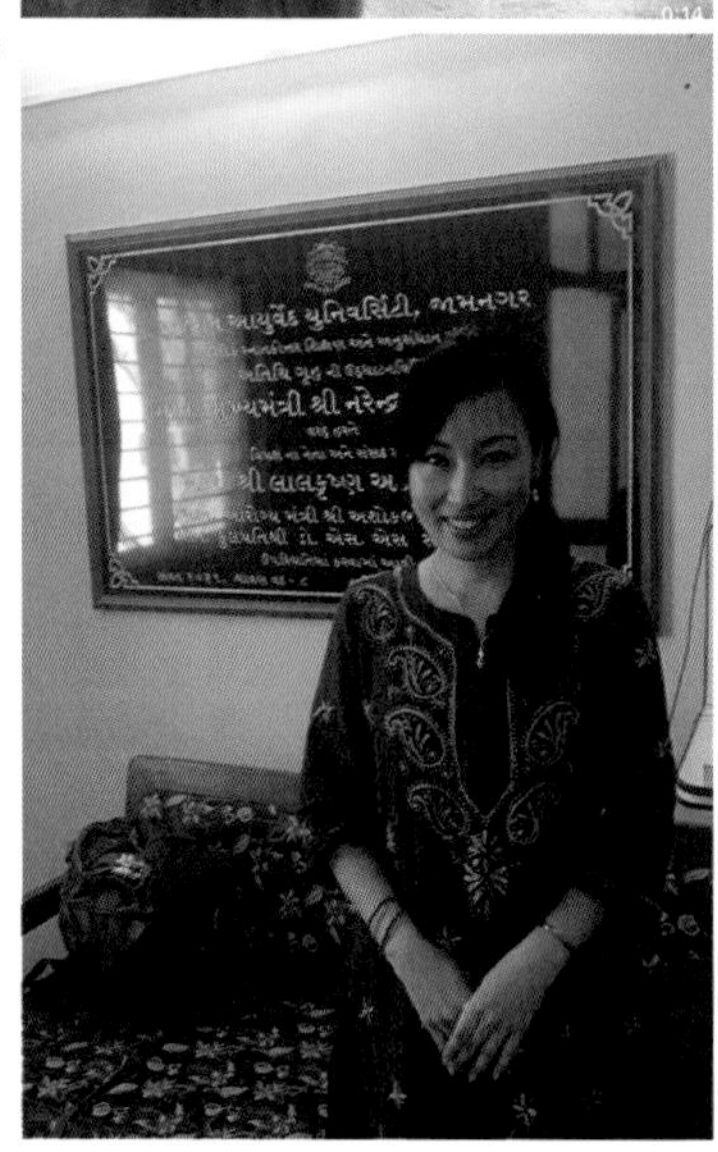

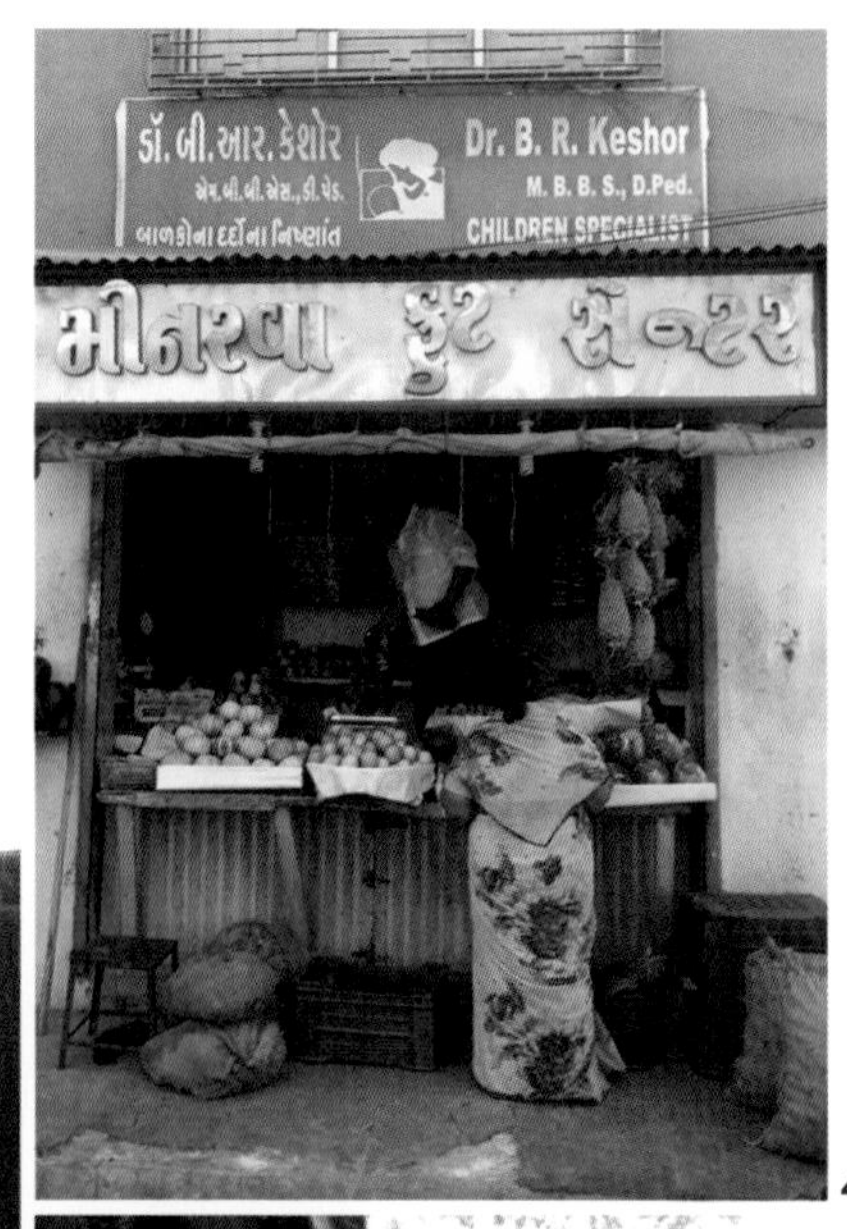

4

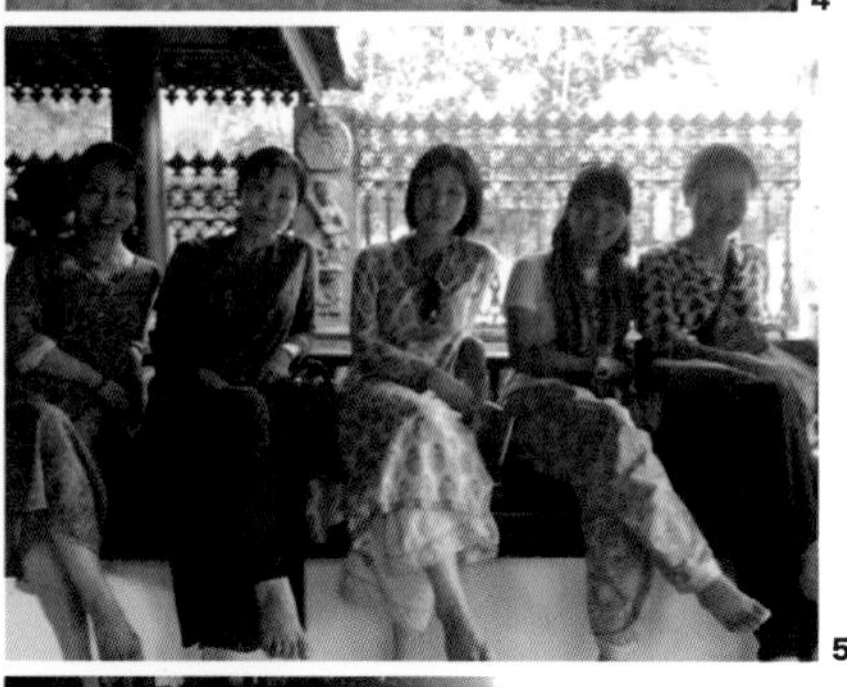

5

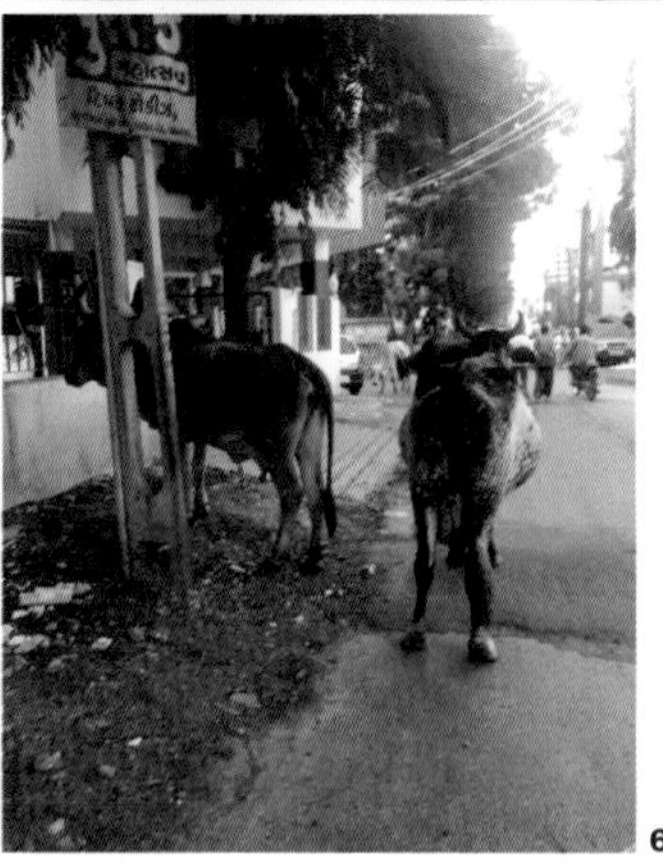

6

1.2.6　街中で見かけたラクダや牛

3　グジャラートアーユルヴェーダ大学内にある学生寮

4　建物、果物、人々の服も色鮮やかな商店

5　仲間と訪れたアーユルヴェーダ施設（左端が私）

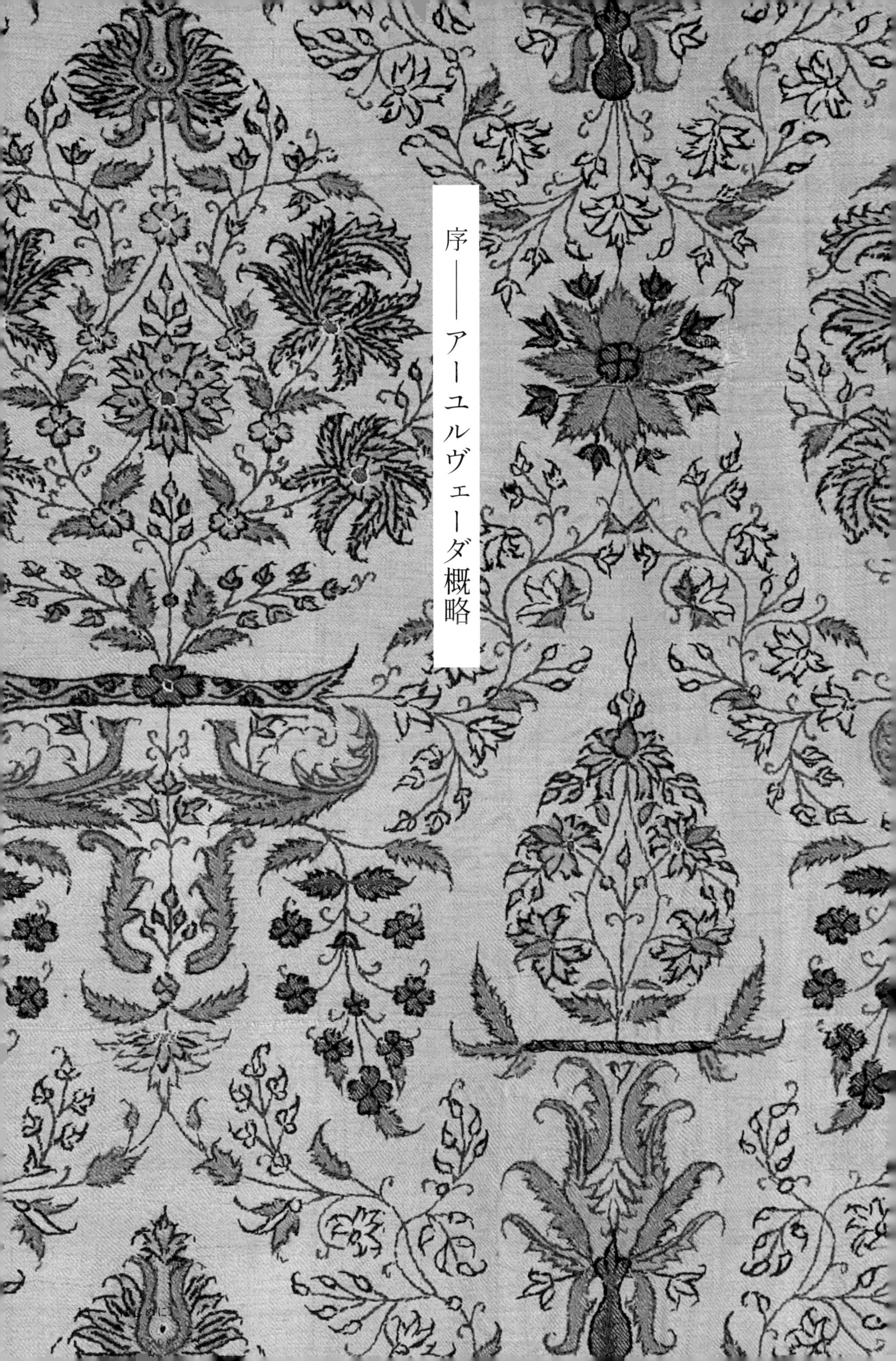

序――アーユルヴェーダ概略

世界最古の医学

アーユルヴェーダは５０００年前（文献によっては３５００年前）にインドで発祥した伝統医学です。それは仏教が発祥する以前にさかのぼるもので世界最古の医学と言われています。中国医学やギリシャ医学、チベット医学などにも影響を与え、長い歴史を経て現代に生き続け、ＷＨＯ（世界保健機関）にも認証されているのです。

アーユルヴェーダは「寿命科学」「生命科学」と訳されており、三大医学書として「チャラカ・サンヒター」「スシュルタ・サンヒター」「アシュターンガ・フリダヤ」があります。

健康を守り病を鎮静する

定義は「アーユルヴェーダとは、**有益な人生と無益な人生、幸福な人生と不幸な人生、人生にとって有益なことと無益なこと、人生の長さ、人生そのものが説かれるもののこと**」。

また、目的としては**「健康な人の健康を守り、病人の病気を鎮静すること」**が掲げられています。

日常や季節の過ごし方、生活法（健康管理法）も細かく定められており、さまざまな智慧が古典書に記されています。

八部門あるアーユルヴェーダ

アーユルヴェーダには、内科、鎖骨上の専門科、外科、毒物学科、鬼神・精神科、小児科、強壮法科、強精法の八部門があります。

特徴的なのは、強壮法科（若返り＝

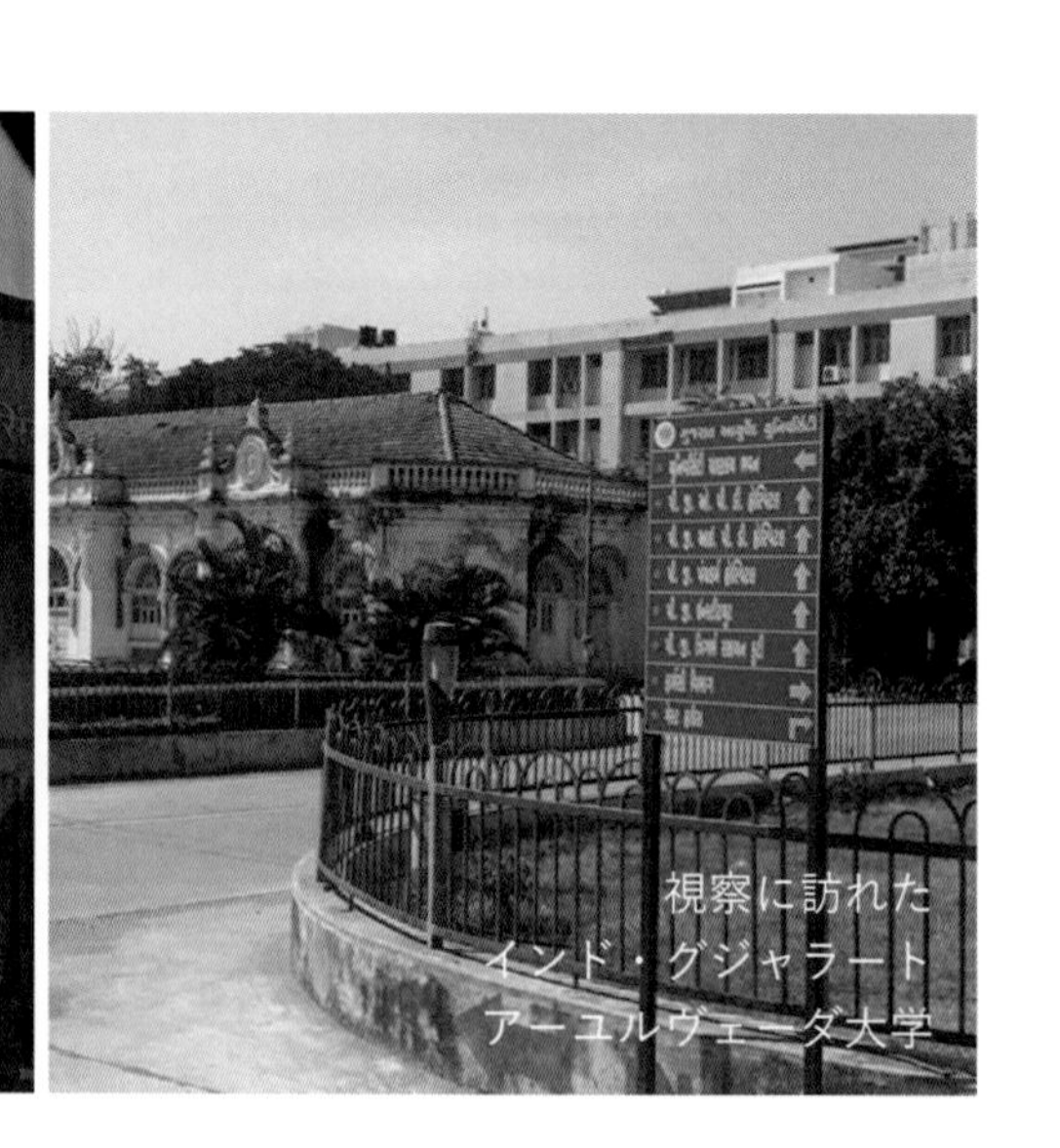

視察に訪れた
インド・グジャラート
アーユルヴェーダ大学

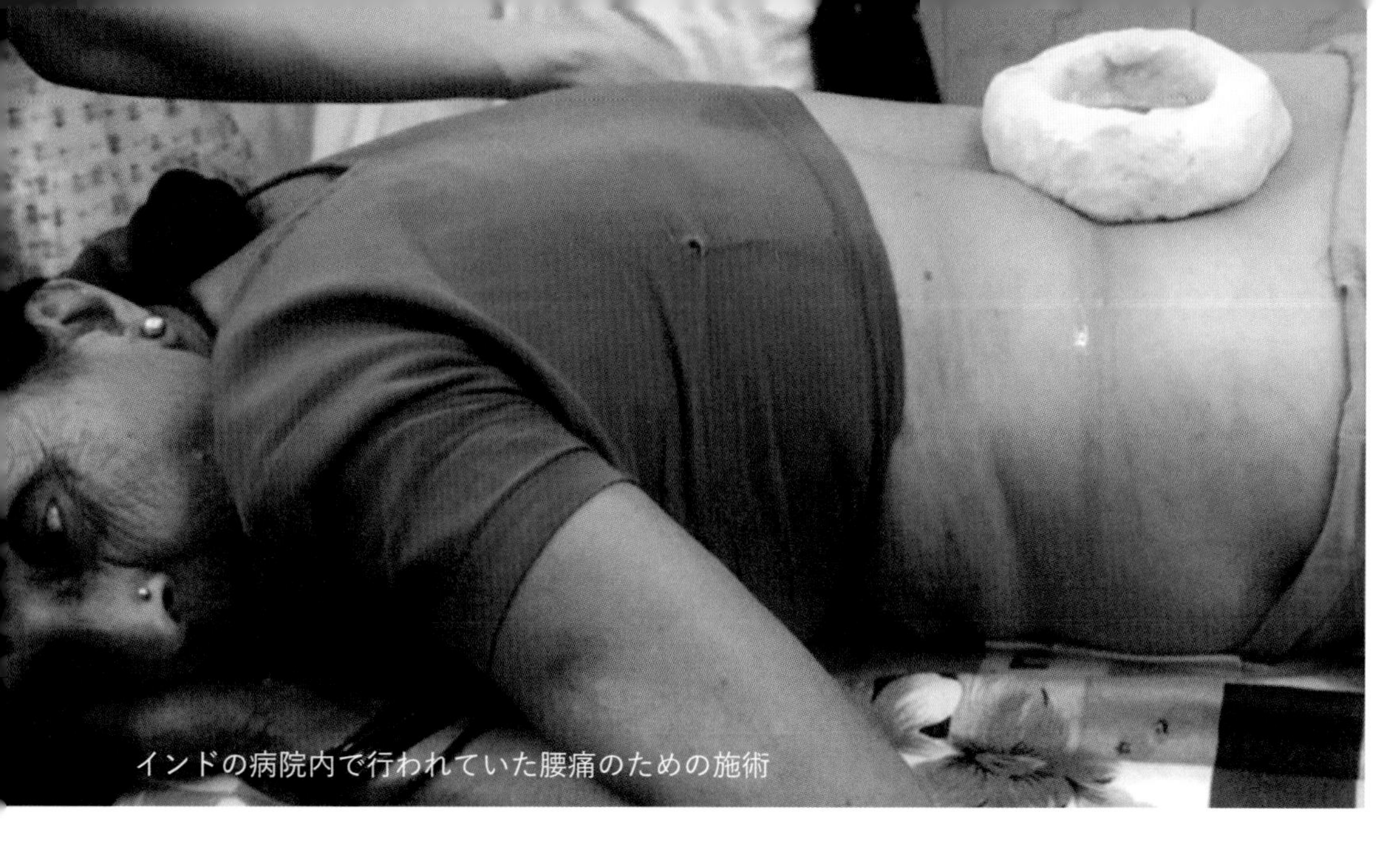
インドの病院内で行われていた腰痛のための施術

ラサーナヤ）、強精法がある点と、小児科と婦人科が一緒になっている点です。

インドでは、アーユルヴェーダ医科大学が設置され、国家試験に合格するとアーユルヴェーダ医師に認定されます。インド国立の医科大学の他に、専門病院が開設され、独自の医療的ケアを行っているのです。

日本国内にも、インドでアーユルヴェーダ医師として認定されたドクターがアーユルヴェーダの研究や普及活動を行っています。

風・火・水の調和を保つ

独自の理論として重要視されているのが「トリドーシャ説」で、トリは三つ、ドーシャとは「病素」「悪化させるもの」「汚染するもの」を意味します。

ヴァータ（風）、ピッタ（火）、カパ（水）の三種類が正常に機能していることが健康である条件のひとつとされます。

その理論を基に、例えば同じ食べ物であってもある人にとっては薬になり、別の人にとっては逆に毒（体に良くないもの）になってしまうと考えます。

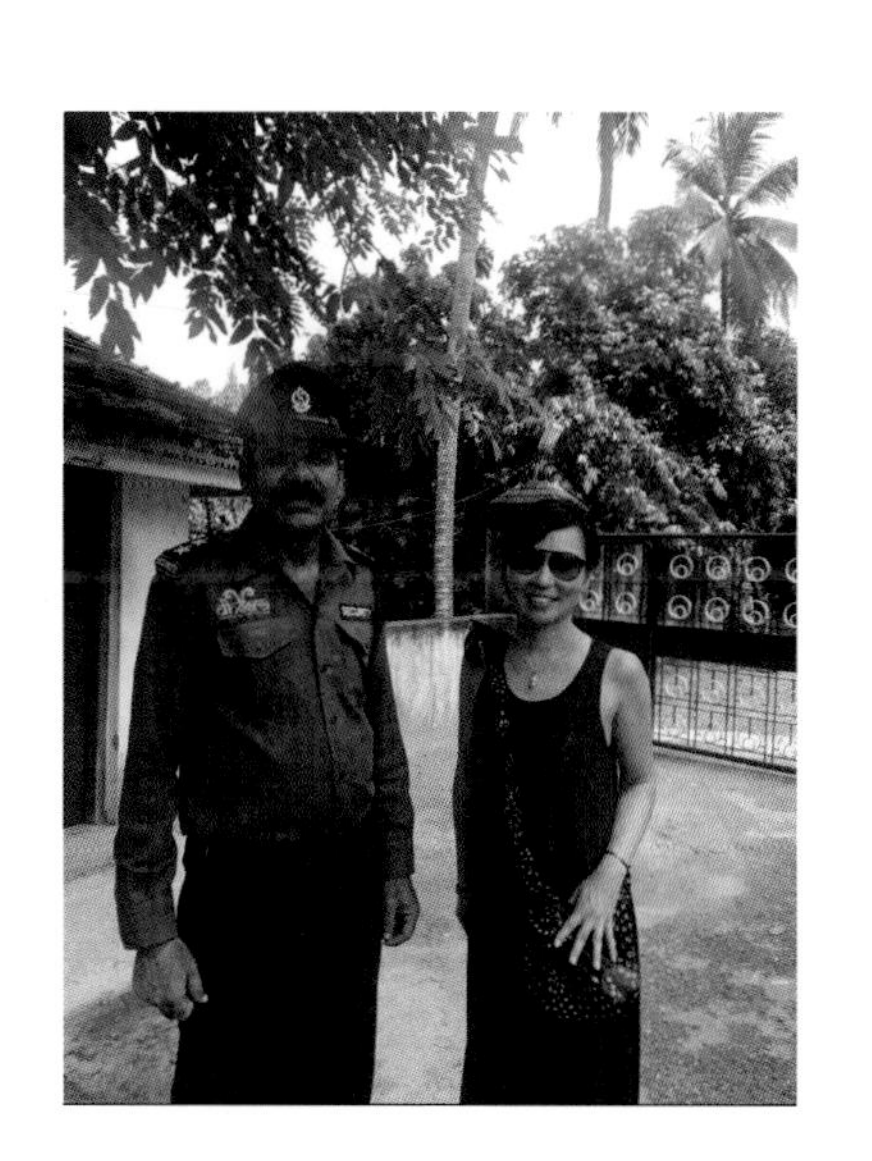

Chapter 1

体質

アーユルヴェーダでは、体質論という考えが重要視されています。体質は「ヴァータ（V）」「ピッタ（P）」「カパ（K）」と三つに分類され、それぞれの体質によって勧められる日常生活があります。自分の体質を知ることによって健やかに暮らすことができるでしょう。

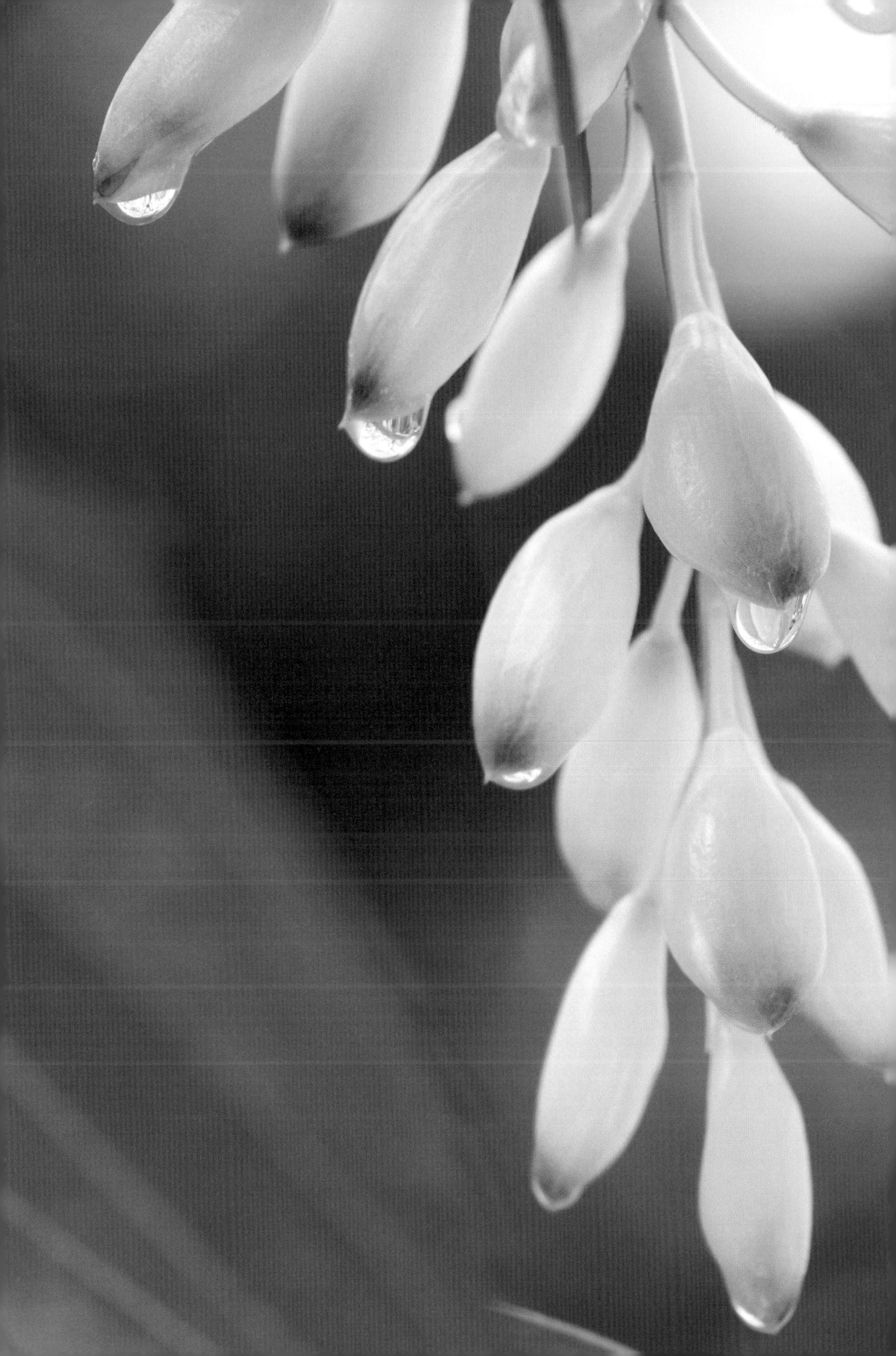

三つに分類される体質

古代インドで万物は「空」「風」「火」「水」「地（土）」から成ると考えられました。

アーユルヴェーダでも、それを基に、体質を大きく三つに分けています。

- ●「風・空」エネルギーの**ヴァータ**
- ●「火・水」エネルギーの**ピッタ**
- ●「水・地（土）」エネルギーの**カパ**

基本的に人は三つのエネルギーを持っていますが、特に目立つ性質をその人の体質とし、二つ以上優勢なものがあれば複合体質と考えます。

ヴァータ・ピッタ・カパの三つの調和が取れていれば、心と体のバランスが取れるとしています。

体質は受精の瞬間に決定すると言われ、そのエネルギーのバランスで個性が作られ、バランスが崩れると体調や精神に不調が現れます。

アーユルヴェーダのドクターやカウンセラーはこの体質を基に、その方の体や心に現れる不調和の解決策を考えます。

ヴァータが優勢な場合

ヴァータは軽性・冷性・乾性・移動性といった性質があるので、その逆の働きをする、滋養があってやや重く、温かな食事を摂り、休息を得ることが勧められています。

ピッタが優勢な場合

ピッタは、軽性・温性・やや油性・鋭性の性質があり、余分な熱をため過ぎないこと、休息を取り、心を穏やか

あなたはどの体質？

体質	特徴	日常の過ごし方・改善法
ヴァータ	①細身の体形 ②動作は素早い ③肌や髪の毛が乾燥しやすい ④寒がり ⑤もともと歯並びが不規則、隙間がある ⑥新しい環境になじみやすい ⑦ものの理解が早いが、忘れやすい ⑧便秘ぎみ ⑨不眠ぎみ ⑩不安・心配・緊張が頻繁である	●心身の休息をとる ●温かいできたての食事（油質を含み、消化しやすいもの）を摂る ●睡眠は 7 ～ 8 時間 ●全身のオイルマッサージ（時間がない場合は頭部、耳、足の 3 点のみでも良い） ●入浴（シャワーだけでなく湯船につかる） ●心配や不安や緊張がある時は楽しいことで和らげる
ピッタ	①中肉中背 ②行動や動きに無駄がない ③肌は赤み、またはやや油性。白髪が多い ④暑がり ⑤合理的に考えるのが得意 ⑥人の話をうのみにせず、理由や根拠を指摘できる ⑦下痢・胃腸の不調・炎症・目が疲れると充血しやすい ⑧新しいことに挑むのが好き、負けず嫌い ⑨空腹時にイライラする ⑩時に激怒するが謝られるとあっさり許す	●心身の休息をとる ●灼熱（しゃくねつ）感がある時は冷性で水分を多く含むウリ科の食物や無塩バターで作ったギー、甘味や苦味のあるものを取り、辛味や酸味が強いものは控える ●睡眠は 6 ～ 7 時間 ●水泳などで身体の余分な熱をとり、競争で興奮し過ぎないようにする ●満月を観賞したり、自然に触れて穏やかな気持ちを持つ
カパ	①もともとがっちりした体形 ②歩き方、食べ方がゆっくり ③肌に艶があり白くしっとり ④髪の毛の量が多くしっとり ⑤歯や歯茎が丈夫 ⑥引っ込み思案・恥ずかしがりや ⑦たん・せき・鼻水・鼻づまり・むくみがある ⑧太りやすい ⑨物やストレスをためこむ傾向がある ⑩忍耐づよい・打たれづよい	●寝過ぎや昼寝をせず、日中は活動的に動く ●食事は冷たい物や油っぽいものを控え、辛みのあるスパイスを取り入れ、温かい物を食べる ●睡眠は 5 ～ 6 時間 ●散歩、運動を心がけ、夕食は早めに軽くとる ●心にハリを持ち、ワクワクするような楽しいことを見つける ●明るい色の服を着たり、斬新な髪形に挑戦してみる

ドーシャが持つ性質

	ヴァータ	ピッタ	カパ
性質	「風」の性質	「火」の性質	「水」の性質
特性	冷たい・軽い・速い・動きやすい・乾性	熱い・軽い・鋭い・激しい・軟らかい・液性・微油性	冷たい・重い・遅い・粘り・湿性・油性・
働き	運動・循環・呼吸・排泄・異化運動・加齢・感覚	消化・代謝・空腹・体温・口渇・知力・記憶・皮膚の光沢	結合・組織・構造・治癒力・体力・免疫力
性格	活動的・行動的・荒々しさ	情熱的・理論的・知性・目的志向	寛容・安定・親しみ・思慮深い
悪化した時に出る症状	不眠・冷え・乾燥・ガスがたまる・しびれ・不安感・緊張・恐怖感	目の充血・頭痛・肌の炎症・発疹・シミ・白髪・下痢・イライラ・くよくよ	むくみ・冷え・重だるさ・肥満・倦怠感・無気力・鼻水・鼻づまり・執着
属性	冷性・軽性・乾性・移動性	温性・鋭性・軽性・やや油性・流動性	冷性・重性・油性・緩慢性

20種類の基本属性（グナ）

重性⇋軽性
冷性⇋温性
油性⇋乾性
緩慢性⇋鋭性
停滞性⇋移動性
柔性⇋硬性
粘着性⇋清澄性
滑性⇋粗性
粗大性⇋微細性
固形性⇋流動性

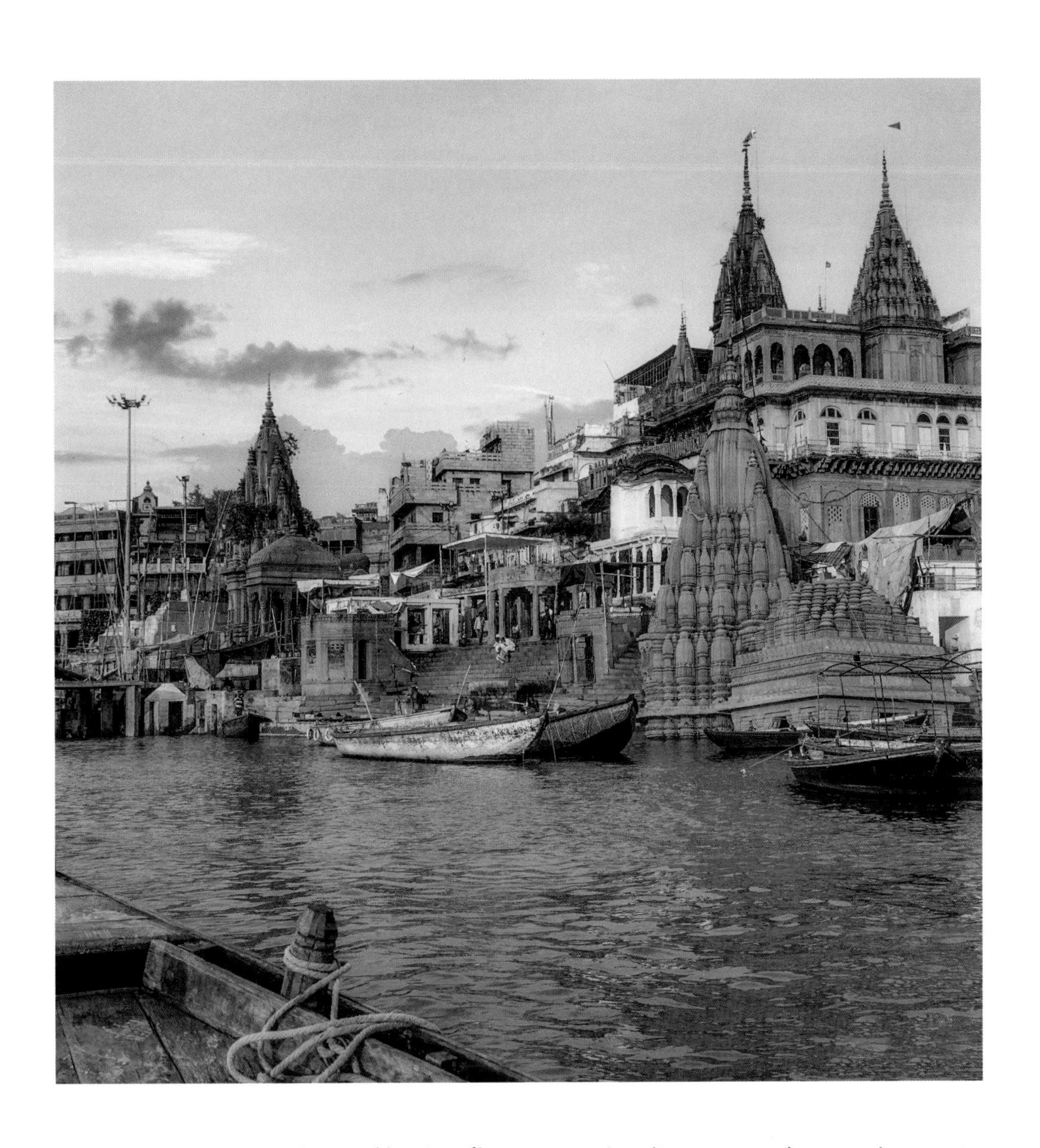

にすることが大切です。

カパが優勢な場合

カパは、重性・冷性・油性・緩慢性といった性質があるので、よく運動すること、また消化が緩慢（時間がかかる状態）なので甘いものや油脂類など、消化に負担がかかるものは取り過ぎないようにしましょう。

それぞれの体質ごとに合う食事、運動、トリートメントがあり、合うものを選択すると心身のバランスが良く、持ち前の能力を発揮します。

体質に合わない場合は、体調不良や不安感、いら立ち、執着心などの症状が出ます。

まずは自分の体質を知り、性質などをチェックしてみましょう。

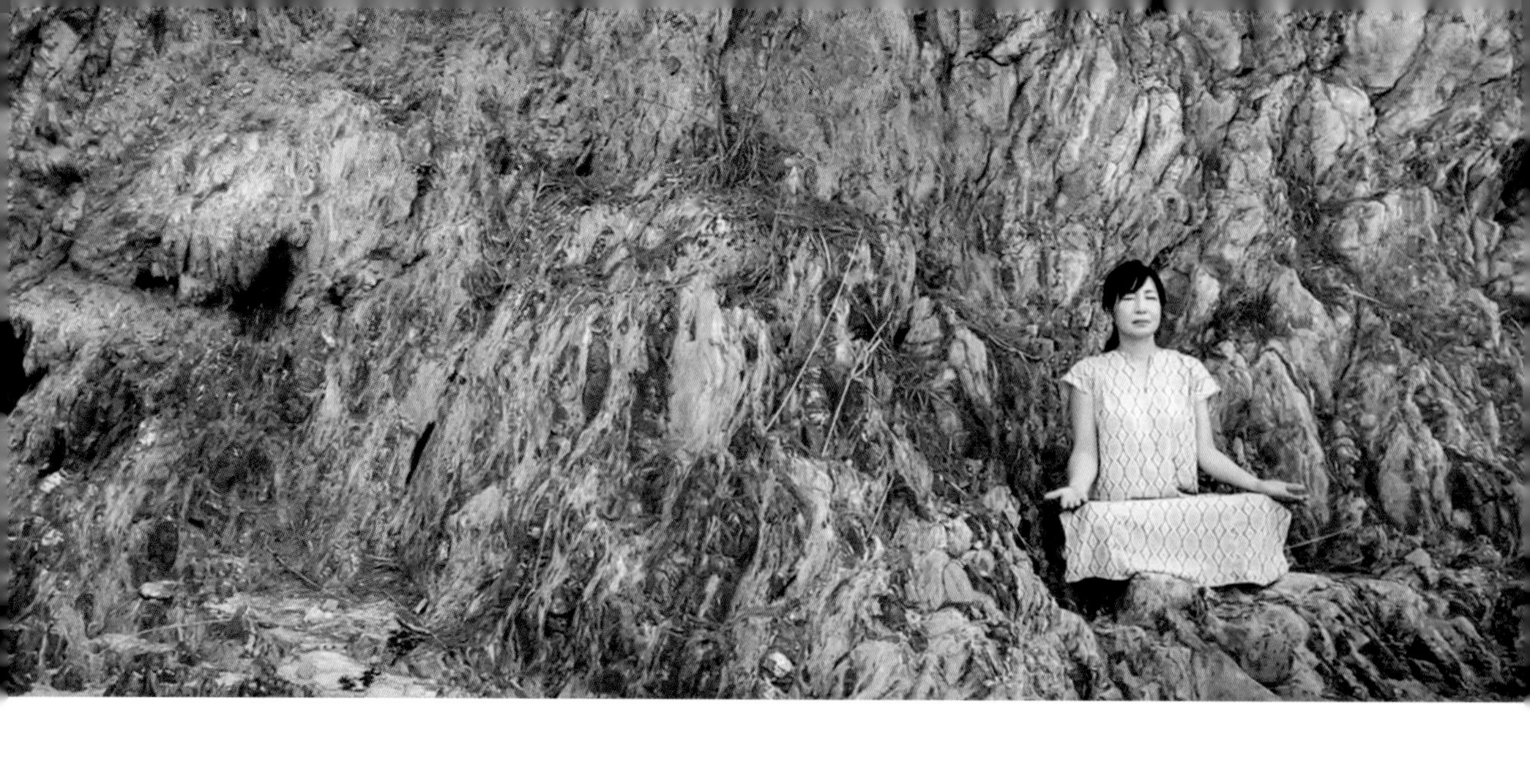

一日の過ごし方

アーユルヴェーダでは、一日の過ごし方として「ディナチャリヤ」という生活法が基本とされています。起床から就寝までの流れは次のとおりです。

❶起床(日の出の96分前)
❷祈りの時間・窓を開け、空気を入れ替える
❸口腔ケア（歯磨き、舌磨き、オイルうがい）、洗顔

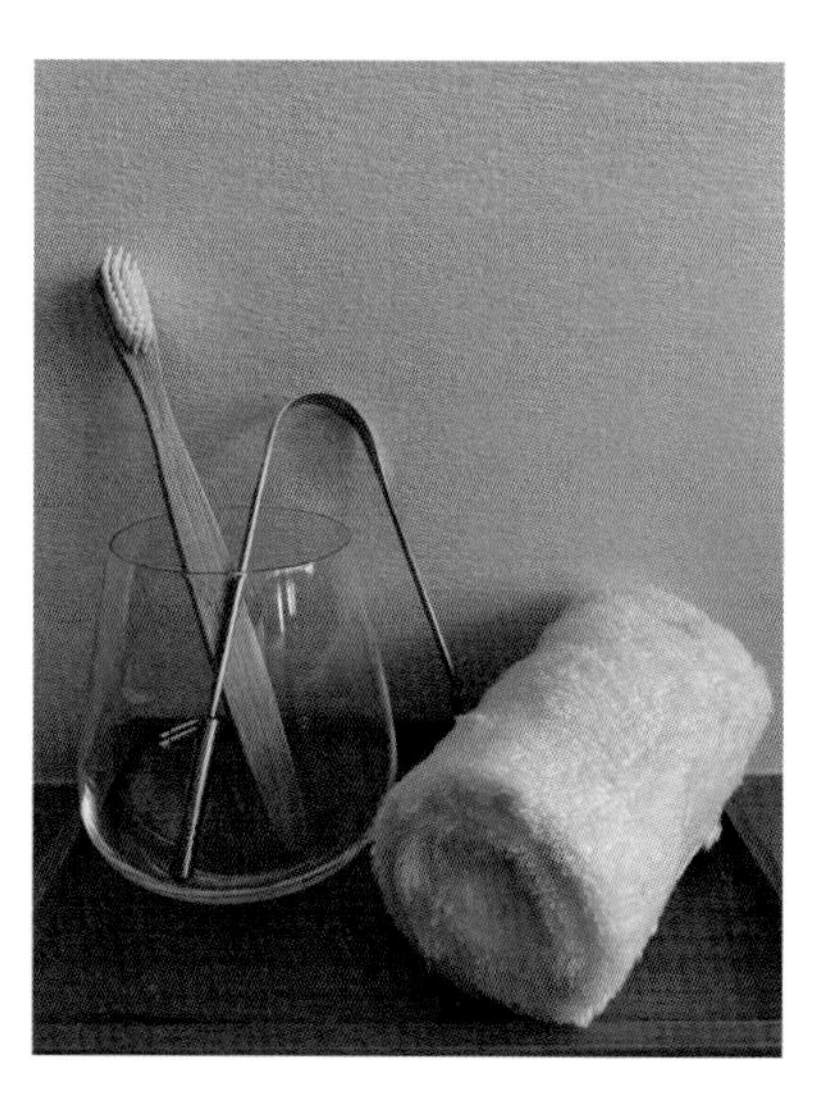

❹グラス1杯の水を飲む
❺オイルケア（全身のアビヤンガもしくは頭・耳・足の三点マッサージ）
❻沐浴やシャワー
❼運動、散歩、ヨーガ
❽瞑想
❾朝食
❿仕事や家事
⓫昼食（軽い運動）
⓬夕方の瞑想
⓭入浴
⓮夕食
⓯夕食後の軽い散歩(１００歩ほど)
⓰一日の反省
⓱就寝

※**排泄**は我慢せずに行う
※昼食は最も大切な食事と考えられており、しっかり取ることを勧めている

アーユルヴェーダの時間薬理学

自然のリズムとドーシャの関係

ドーシャの生理的変動……朝と夕、季節、年齢により治療法が異なる

一日の変動

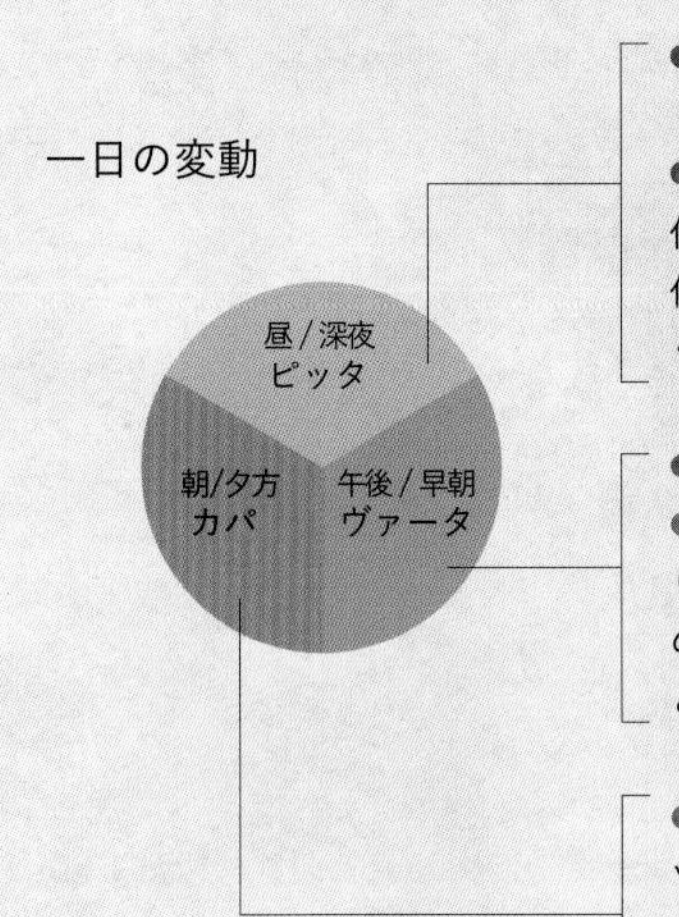

《ピッタの優勢な時間》

●10時～14時……消化力が最大になるので昼食をメインの食事にする（朝食１、昼食３，夕食２の割合が目安）

●22時～02時

代謝能力が最大になるので、この時間に眠ると食事の栄養物が効率よく代謝され、休息も取れる。しかし、この時間に起きているとおなかがすくため、つい食べてしまうのは肥満の原因にもなるので要注意

《ヴァータの優勢な時間》

●02～06時　脳の働きが活発になるので早起きし、瞑想するのもお勧め

●14時～18時　頭の回転が速くなるので、仕事のアイデアが生まれたり、趣味を楽しむのに最適。夕方は一日の疲れがでるので、この時間帯の終わりには瞑想をするとリフレッシュでき、夜の時間を有効に使うことができる

《カパの優勢な時間》

●06時～10時　起きてすぐは体力があるので、体を動かす仕事やスポーツに適している

●18時～22時　カパの緩慢性の働きで眠くなる。不眠症の方はこれを利用して午後10時前に就寝する習慣をつけると良い

季節における変動

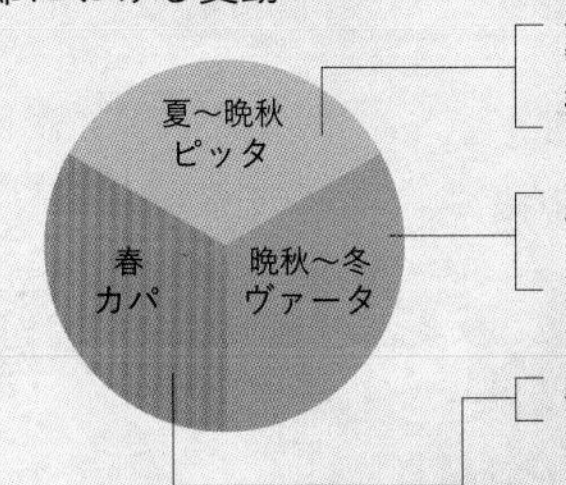

《ピッタ》夏～秋

夏は太陽の熱でピッタが増え、体力、消化力、抵抗力が極度に弱まる。秋はピッタが悪化するが、体力、消化力、抵抗力は回復方向

《ヴァータ》冬

冬は冷たい風でヴァータが悪化するが、体力、消化力、抵抗力は最も強くなる

《カパ》春

春はカパが悪化して、体力、消化力、抵抗力が弱まる

一生における変動

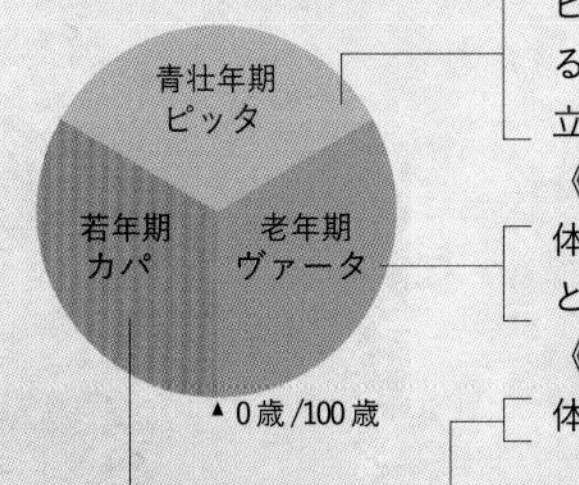

《ピッタ》30～60歳（維持の時）

ピッタの燃焼の働きが盛んな時期。人生を生き抜くために必要なあらゆる智慧を外から吸収して自分の物として蓄え、より良く生きるために役立てる

《ヴァータ》60歳～（破壊の時）

体のあらゆる組織を老化に向かわせる時期。全身が乾燥して枯れた状態となり、やがて土に還る

《カパ》０～30歳（創造の時）

体のあらゆる組織を作って成長させる

引用：クリシュナU.K著「ビューティーアーユルヴェーダレッスン」

Chapter 2

睡眠

アーユルヴェーダでは「正しい睡眠をとることで延命と長寿を得られる」としています。ところが、日本人の平均睡眠時間は世界で最も短いという研究結果もあります。国民の多くが睡眠不足で、現在、抱えている不調や将来的に起こりうる病の原因の一つとして挙げられるほど、大きな問題です。「正しい睡眠」とは何か？　実践できるところからやってみましょう。

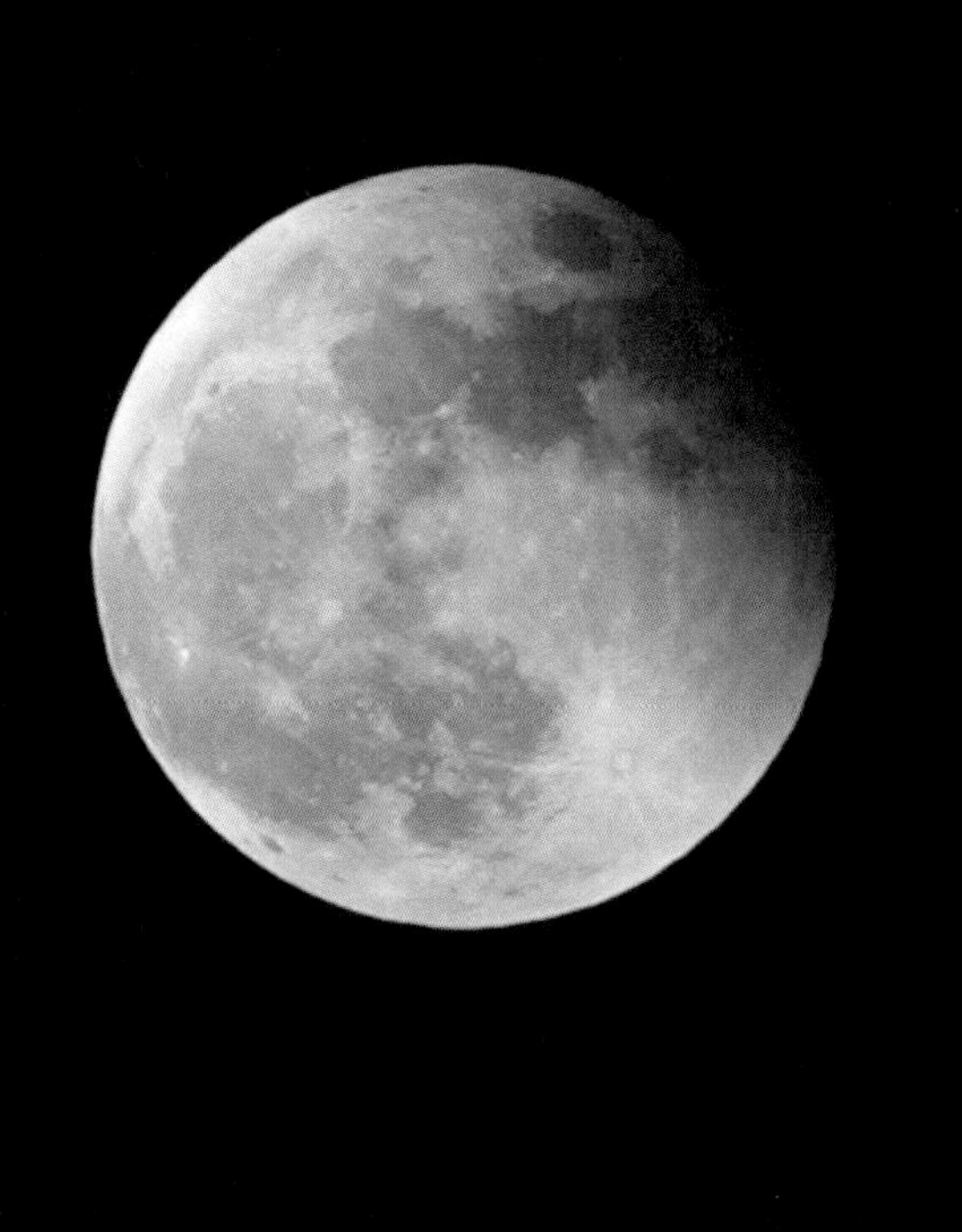

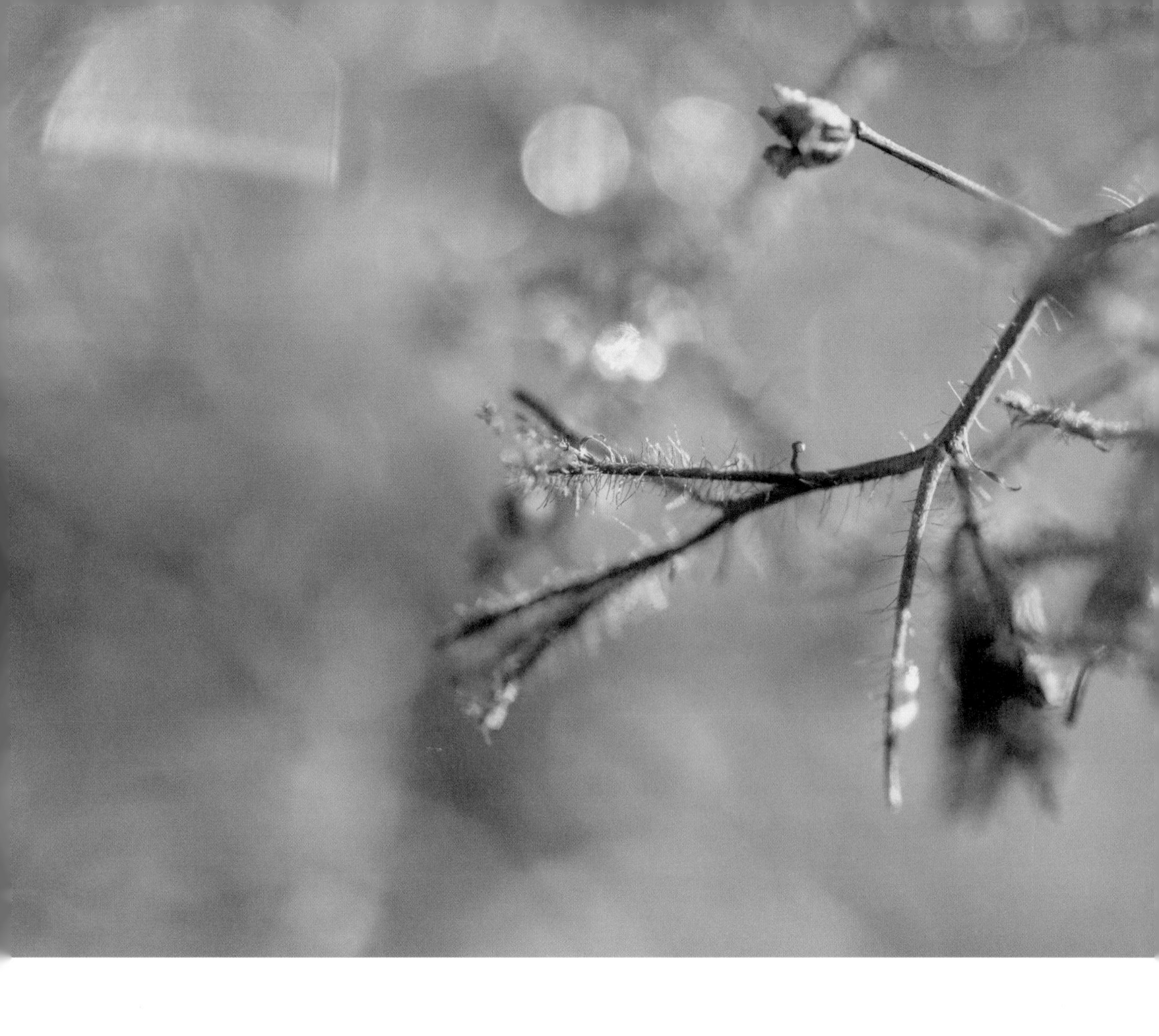

「ブラフマ・ムフールタ」の実践

かつての私は責任の重圧から睡眠を削って仕事をする生活が長期に渡り、一日のリズムがかなり崩れていました。

結果、単純なミスが増え、車の運転もあやうく、注意散漫で事故を起こしそうな状況でしたが、睡眠が原因の一つだとは気づきませんでした。

アーユルヴェーダでは「正しい睡眠」の大切さを説いています。

古典書には、「生命を支える三本柱は食事、睡眠、房事」と書かれ、「幸福も不幸も、肥ることも痩せることも、体力も無力も、性的能力も不能も、知恵も無知も、生きることも死ぬことも全て睡眠に基づいている」「正しい睡眠をとることで延命と長寿を得られる」とされています。

その中でも「日の出の96分前から日の出までの時間」を「ブラフマ・ムフールタ」と言い、神聖なエネルギーに満ち溢れた時間として、その時間

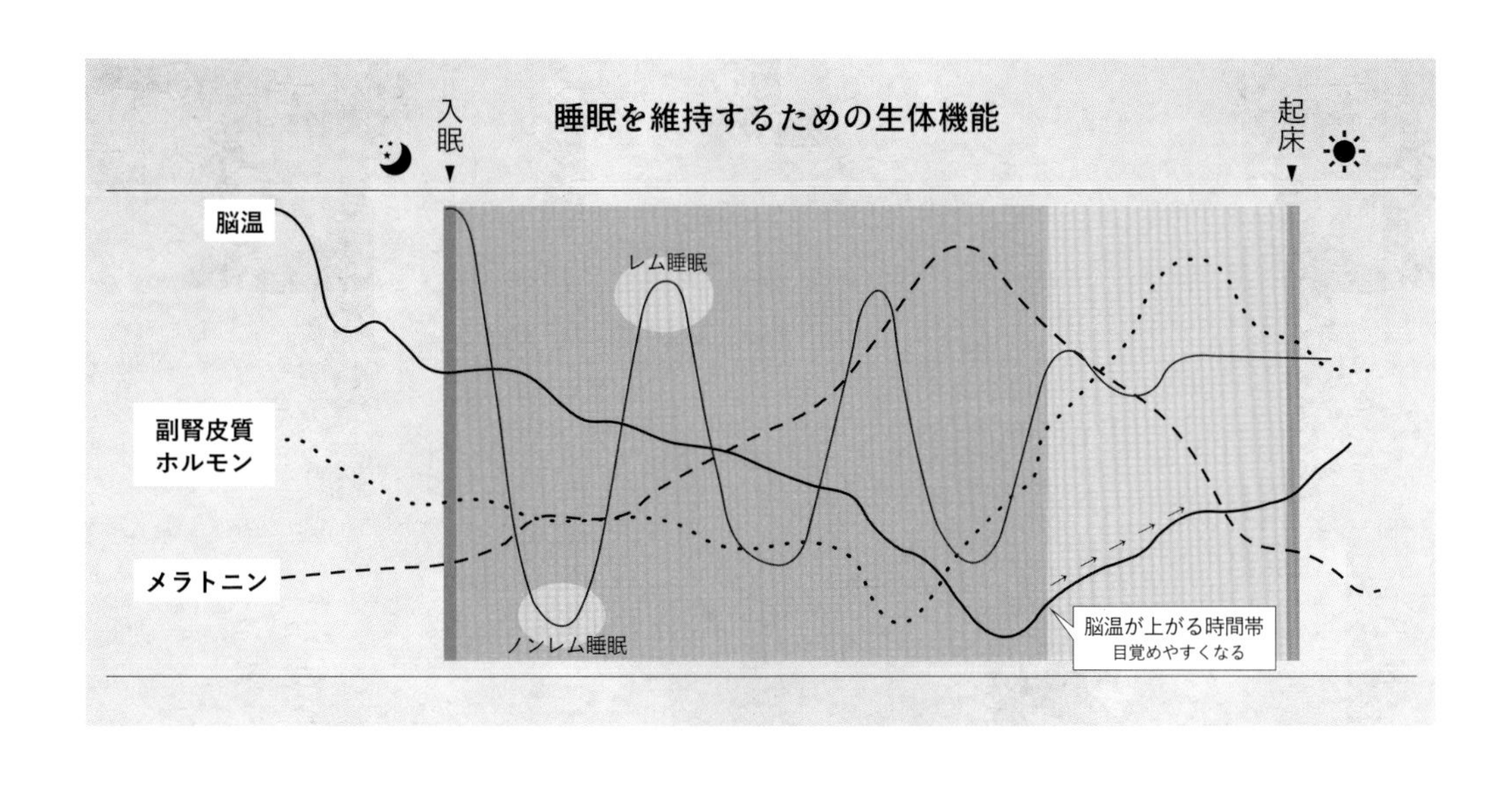

に起床することを推奨しています。

睡眠は、筋肉を修復する「レム睡眠」と、大脳の修復と成長ホルモンの分泌を促進する「ノンレム睡眠」があり、それを交互に繰り返しながら目覚めへとつながっていくのです（上の表参照）。

ブラフマ・ムフールタは、脳温が上がり、目覚めやすくなる時間帯で、ちょうどノンレム睡眠から覚醒に向かっていく時間とほぼ重なります。

その時間帯に起床すると、ヴァータ（動き、運動）エネルギーによって快活な一日を過ごすことができると考えられています。暗く静かで空気が澄んでいて、とても気持ちが良いものです。次第に空が明るくなり、日が昇る頃には、何種類もの鳥の声が徐々に大きくなり、私の住む沖縄だと、夏はセミが鳴き始めます。朝日を浴びながら、自然を感じることに感謝すると、さらに幸福感を感じ、一日を快適に過ごすことができるのです。

この「早朝起床、朝日を浴びる」という行為が、結果的に睡眠の質を上げることにつながっていきます。

睡眠のメカニズム

睡眠は二種類のホルモンが関係しているといわれます。朝日を浴びることによって分泌が促される「セロトニン」。もう一つは眠りに導く「メラトニン」です。

セロトニンは、朝日を浴びると活性化され、別名「幸せホルモン」とも言われ、やる気、落ち着きのどちらも得られるとされています。

現代の研究によると、セロトニンの量によって、眠りに導くホルモンであるメラトニンが作られ、睡眠の質を向上させると言われています。

つまり、セロトニンがきちんと分泌されていないと、メラトニンの分泌量が減り、眠りの質が落ちてしまうことになるのです。

アーユルヴェーダが勧めている「早朝起床」「朝日を浴びる」ということが、結果的に「メラトニンの分泌を促す」ことにつながり、良い睡眠に導いてくれます。日中は仕事や勉強、家事などで体を動かし、徐々に眠りが訪れるという流れについて、アーユルヴェーダでは「思考器官が疲労し、感覚器官が疲労して対象と接触することから後退していくとその時、人は眠りに落ちる」と表現しています。

メラトニンの分泌量は日中は低く、日が暮れて暗くなると増えて日中の十数倍にもなります。分泌は明るさに関係しているので、寝る時には部屋の照明を暗くすることが大切です。

また、携帯電話やパソコンから発生するブルーライトを浴びると、脳が朝や昼のような誤作動を起こし、せっかくの「眠気」が覚めてしまうので使用を控えること。しかし、現代社会では、スマートフォンや電子ゲームが普及した結果、ブルーライトの影響で昼夜が逆転してしまう子供が増えています。子守りの代わりに小さな子供に動画を見せて、夜更かしをしてしまうと、視力や集中力の低下、注意散漫にもつながってしまいます。

「寝る子は育つ」ということわざがあるように、寝ることの大切さを子供の時からしっかり伝えていくことはとても大切です。

理想的な寝室

アーユルヴェーダでは寝室のあり方

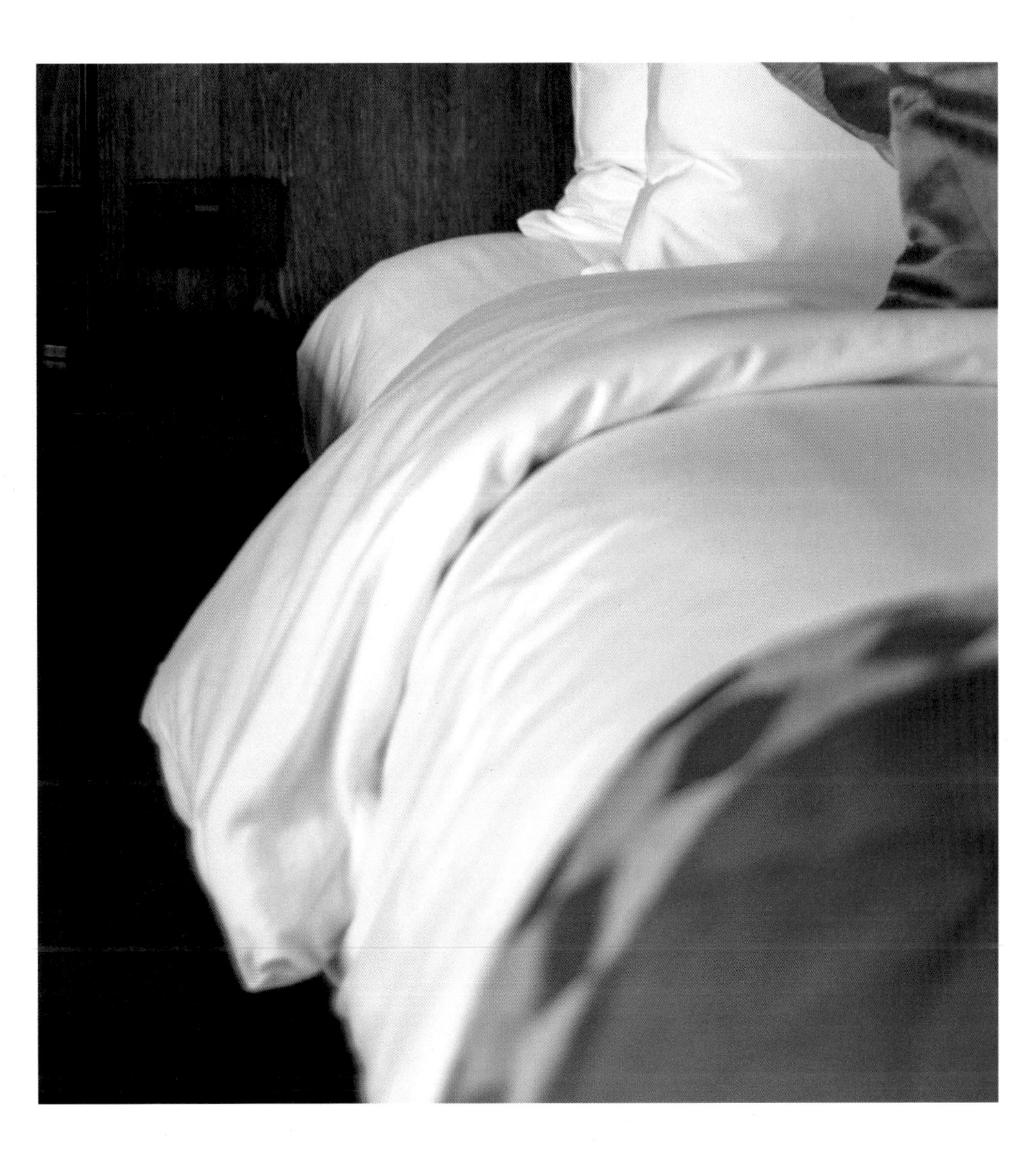

を説いています。その中に「部屋の明かりをともさず暗くする」があります。

他にも、「きれいに整えられた寝具」「寝室の壁、カーテン、ベッド、シーツなどの色は落ち着いた緑色や青色を使う」「気持ちが落ち着く音楽や香りを寝室だけで使う」「耳や足裏をオイルでマッサージする」「着るものは綿や絹など」など。

中でも、香りはとても重要です。「嗅覚」は他の感覚器官とは違い直接、大脳辺縁系に情報が伝達されるので、アーユルヴェーダでは「鼻は脳の入り口」と考えられ、「芳香療法」としても位置付けられています。鎮静作用のある白檀（ビャクダン）やジャスミンなどが勧められていますが、自分の心が穏やかになり落ち着くような香りであれば、それを使ってください。良い思い出と共に記憶されている香りなどを漂わせるのも良いと思います。

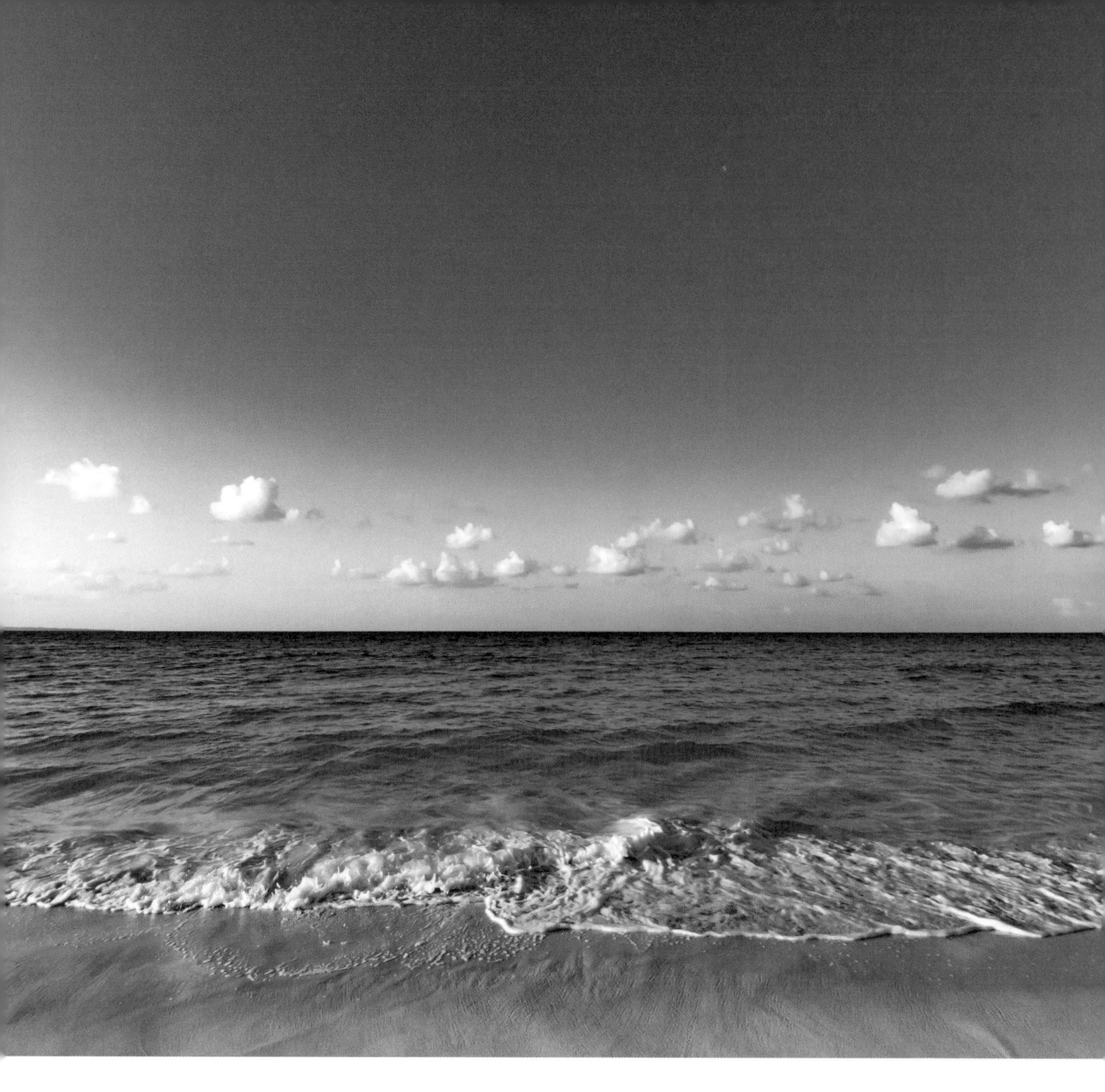

そして、寝室に入ると「眠り」モードになるように、あえてその香りは寝室だけで使うと、より良い睡眠へと導いてくれます。

ヴァータドーシャが増大すると眠りにつきにくくなります。そういう時は、就寝前に、鼻の穴に2滴ずつ油を垂らすプラティマルシャナスヤ（経鼻法）を行うとリラックスできます。プラティマルシャナスヤでは、「アヌタイラ」という専用のオイルを使いますが、熱処理したゴマ油で代用できます。熱処理の方法としては、ゴマ油を鍋に入れ、100度まで熱し、自然に冷まして使います。鼻と脳には密接な関係があり、鼻のセルフケアによって良い睡眠を招くと考えられています。

そして、秋には月が見える窓辺にベッドを移動すると良いと言われています。明かりをともさない寝室で、月の光を見ながら眠りにつくというと、とてもすてきです。このように、心身をリラックスさせるような環境も睡眠の質を高めてくれます。

甘味があり、油質を含む食事

睡眠不足になると、体内時計が乱れ、アグニ（消化力）の低下にもつながり、その結果、アーマ（未消化物）が発生し、体調不良を起こしやすくなります。

体内時計を正常に保つために食事、睡眠、運動が必要ですが、アーユルヴェーダでは気持ち良く眠りにつくための食事として、「甘味があり、油質を含む食事」を勧めています。

現代の栄養学では睡眠の質を良くする脳内物質セロトニンやメラトニンの生成にトリプトファン（必須アミノ酸の一種）が重要であるとされています。ところが、トリプトファンは体内で生成できないため、食事から摂る必要があります。乳製品や大豆製品、肉類、ナッツ類、特に動物性食品には多く含まれています。

アーユルヴェーダでは就寝前にホットミルクを飲むと、良い睡眠がとれると考えられていますが、牛乳にはトリプトファンが含まれているので、現代の栄養学とも合致していると言えます。

ギー（純粋バター）や、血液を浄化して、天然の抗生物質とも言われるターメリックをホットミルクに入れるのもお勧めです。ターメリックは油溶性という性質を持つので油性を含む牛乳やギーと愛称が良く、最高な安眠ドリンクといえます。ナツメグをホットミルクに入れる飲み方もあります。ナツメグには睡眠を誘発する成分が含まれますが、摂り過ぎると中毒症状を引き起こす可能性もあるので、注意しましょう。

沖縄には「沖縄伝統野菜28種」があり、その中にクヮンソウ（和名・アキノワスレグサ、トキワカンゾウ）があります。別名ニーブイ（「眠い」という意味の沖縄の方言）草と言われ、昔から風邪気味や病み上がりの時にクヮンソウの花や茎を肉と一緒に煮込んだ汁物を取ると元気になると言い伝えられています。

アーユルヴェーダではアグニが低下している時や心身の疲労時に肉のスープを勧めています。特に山羊の肉は優れた滋養食と考えられています。

琉球料理にも滋養強壮を目的に、豚や山羊の骨や肉を煮出した汁物が多数あります。山羊汁は、疲労回復薬として食されていたことから、アーユルヴェーダと琉球の食文化の共通点が見られます。

ドーシャと睡眠

睡眠は、長すぎても短すぎても心身にとって良くないと考えられています。ドーシャ（体質）を基本にさまざまなことを説いているアーユルヴェーダでは、季節に合わせ、睡眠時間を調整することを勧めています。

冬は、カパが蓄積するので睡眠時間は短く、特に早朝起床を行うこと。

一方、夏は、体力や抵抗力、消化力が低下しやすい季節なので、睡眠をしっかり取るようにします。何らかの理由で睡眠が不足する場合は、少し昼寝をとってもいいでしょう。ただし、消化を妨げないようにイスやソファに座ったまま休むことが理想です。

また、体質ごとに睡眠時間や寝具なども変わってきます。

例えば、

●ヴァータ体質
8～9時間睡眠、柔らかい寝具や体を冷やさない衣類

●ピッタ体質
7～8時間睡眠、柔らかめの寝具、暑がりなので、絹もしくは綿素材の衣類を着ると良いとされる

●カパ体質
6～7時間睡眠、体を冷やさない衣類、硬い畳や床で寝ることが勧められる（乾性を増やすので、重だるさを軽減する）

それぞれの体質の特性から導き出されたものですが、複数の体質が重なる方もいるので、季節やその時の体調も見ながら調整しましょう。

眠る前、私が毎日行っているのが「一日の反省」です。一日を振り返り、その日やり残したことや自分の言動について反省することで、今日起こったことをリセットします。そうすると、すっきりとした気持ちで明日に向かって眠りにつくことができます。

就寝が遅いとなかなか早朝起床は難しいと思いますが、思い切って早く起き、日中動くと、個人差はありますが早い時間に眠気が訪れます。それを機に習慣にしていくと良いと思います。

私も早朝起床を実践したことで、睡眠の質が良くなり、以前のように睡眠不足が原因の不快なことが少なくなり、睡眠の大切さを身を持って実感しています。

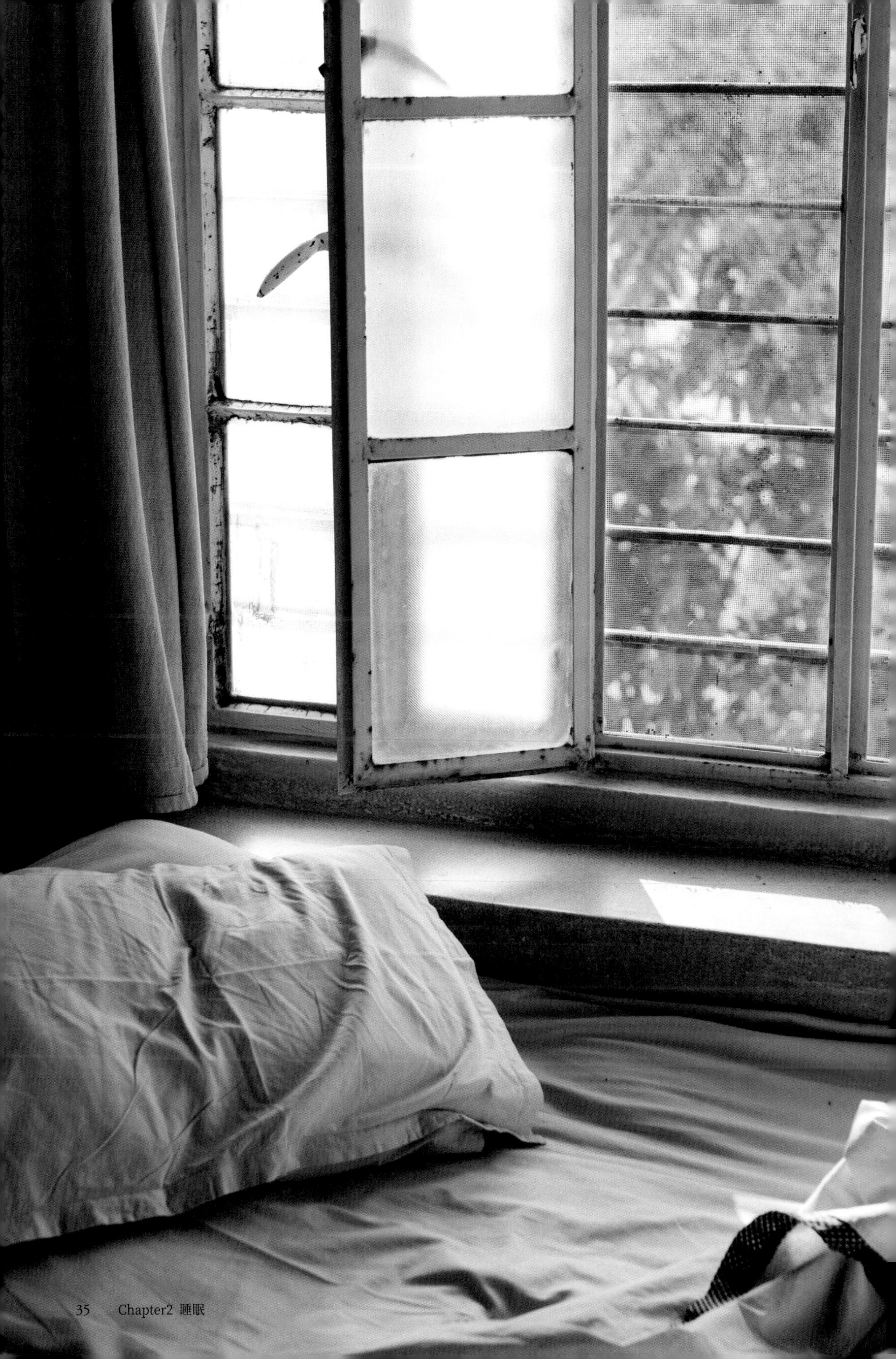

Chapter 3

アーユルヴェーダの食事法

生命を支える三本柱「食事」「睡眠」「房事」の中で、最も大切なのは、「食事」だと考えられています。現代は、年中、全ての季節の作物が店に並んでいます。外国のものも簡単に取り寄せることができる時代になり、便利になりましたが、できるだけ自分の土地のものを食べるようにしましょう。物があふれている今こそ、正しい選択が必要なのです。

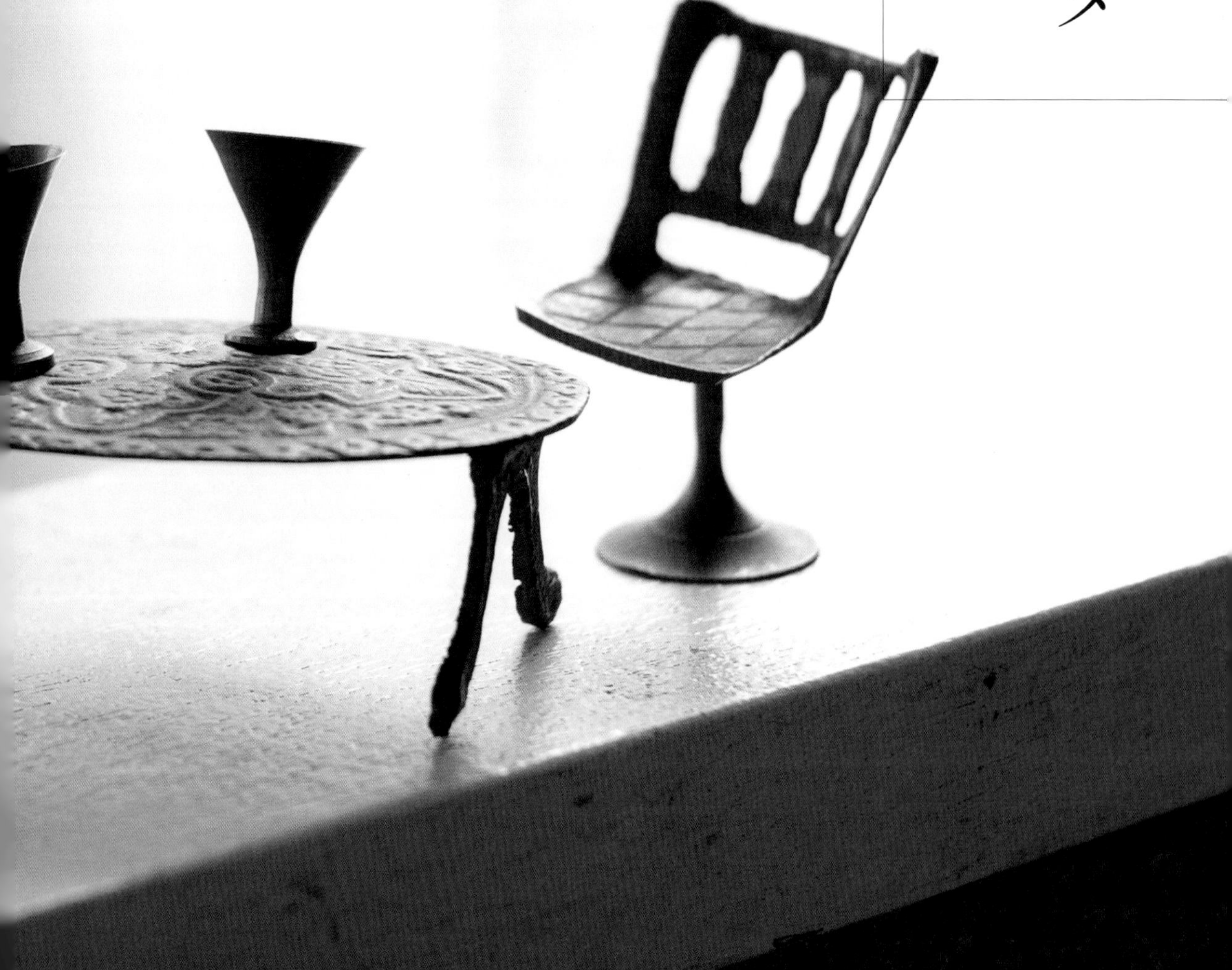

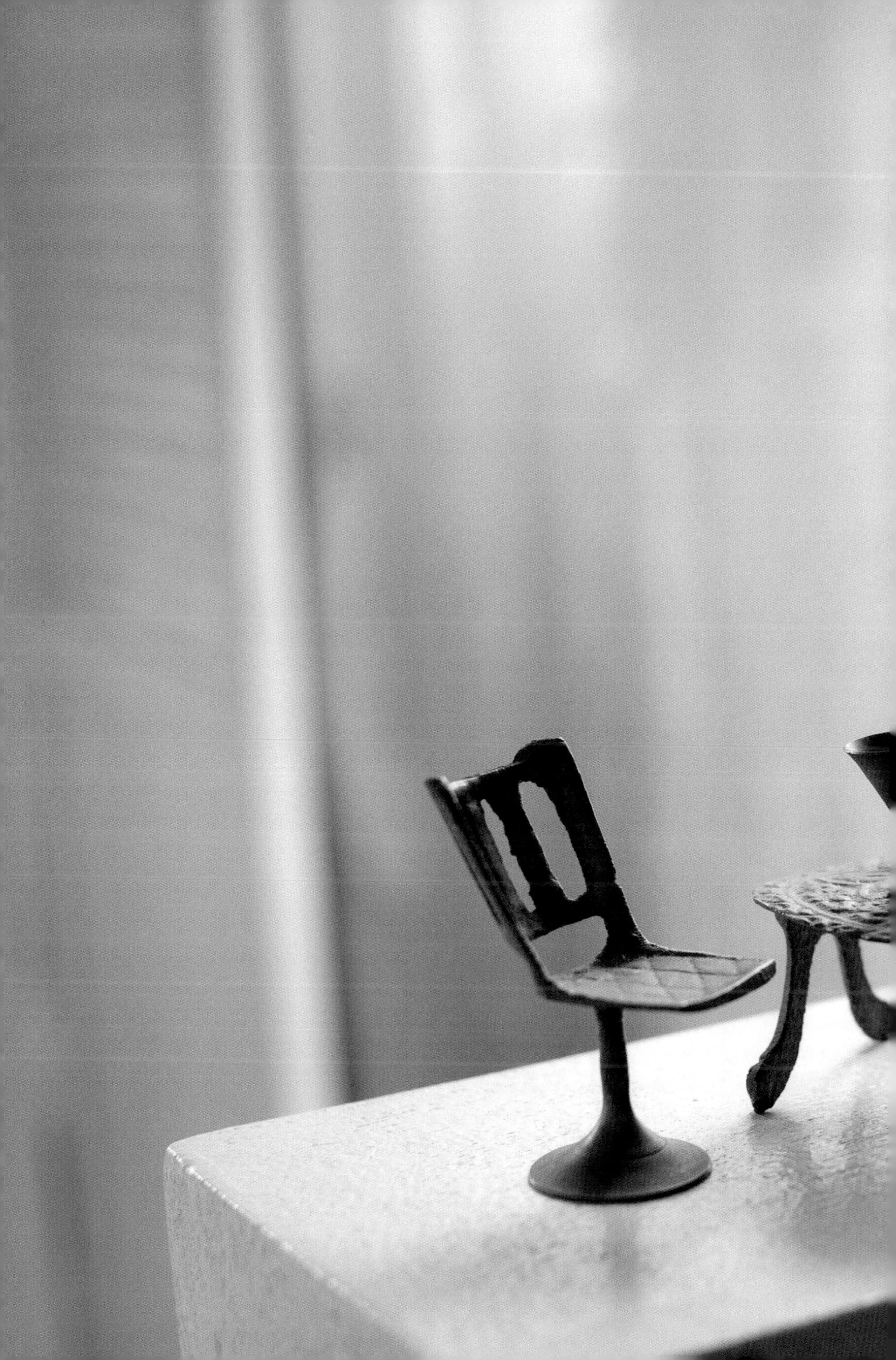

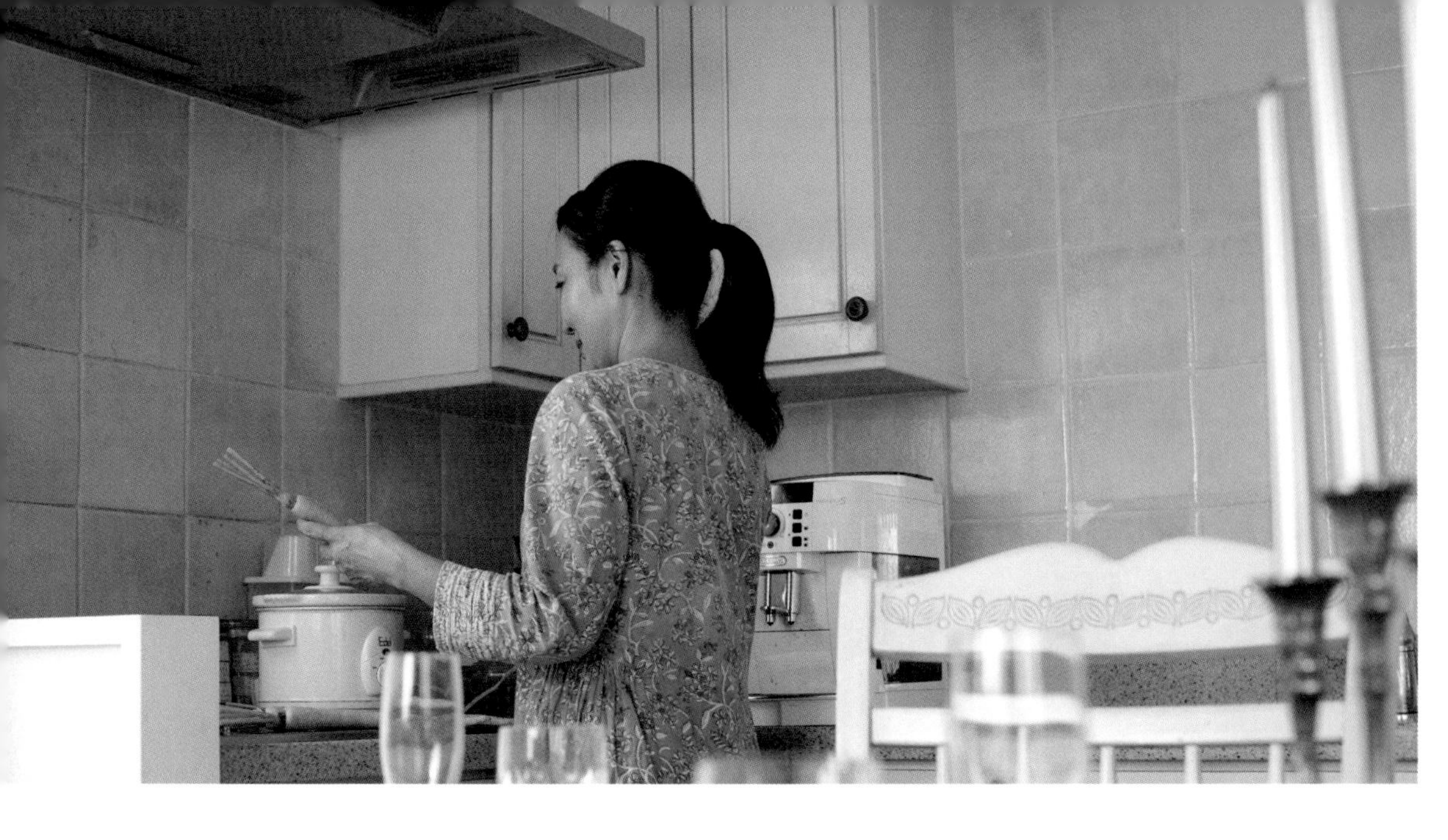

食にまつわるインドの格言

食について、アーユルヴェーダの古典書やインドのことわざに次のようなものがあります。

「正しい食物を摂ることが人間を健康に発育させる唯一の方法である。また正しくない食物を摂ることが病気の原因である」

―チャラカ・サンヒター 第1巻第1章31節

「食物は生命を与えるものの中で最も重要であり、水は生命を喜ばせるものの中で最も重要である」

―チャラカ・サンヒター 第1巻25章40節

「食物が適切でなければ薬はいらない。食物が適切であっても薬はいらない」

―インドのことわざ

「消化力（アグニ）」を正常に

「木」を燃やすと「熱」「煙」「灰」に形を変えます。私たちの体も食べ物を摂ると、その食物は消化の火により体を作る材料として変換されます。その「消化する力」をアグニといいます。いくら良いものを食べても、その量が適量であっても、消化する段階で心身にダメージを受けると未消化になってしまうとアーユルヴェーダは考えます。消化力が正常な場合、体の機能を正常化し、老廃物が生成されるのですが、老廃物は私たちの健康のバロメーターです。便や尿、汗が出ることは当たり前のようでいて、実は当たり前ではありません。

飲食する→消化される→栄養素が吸収される→代謝→老廃物が生成される

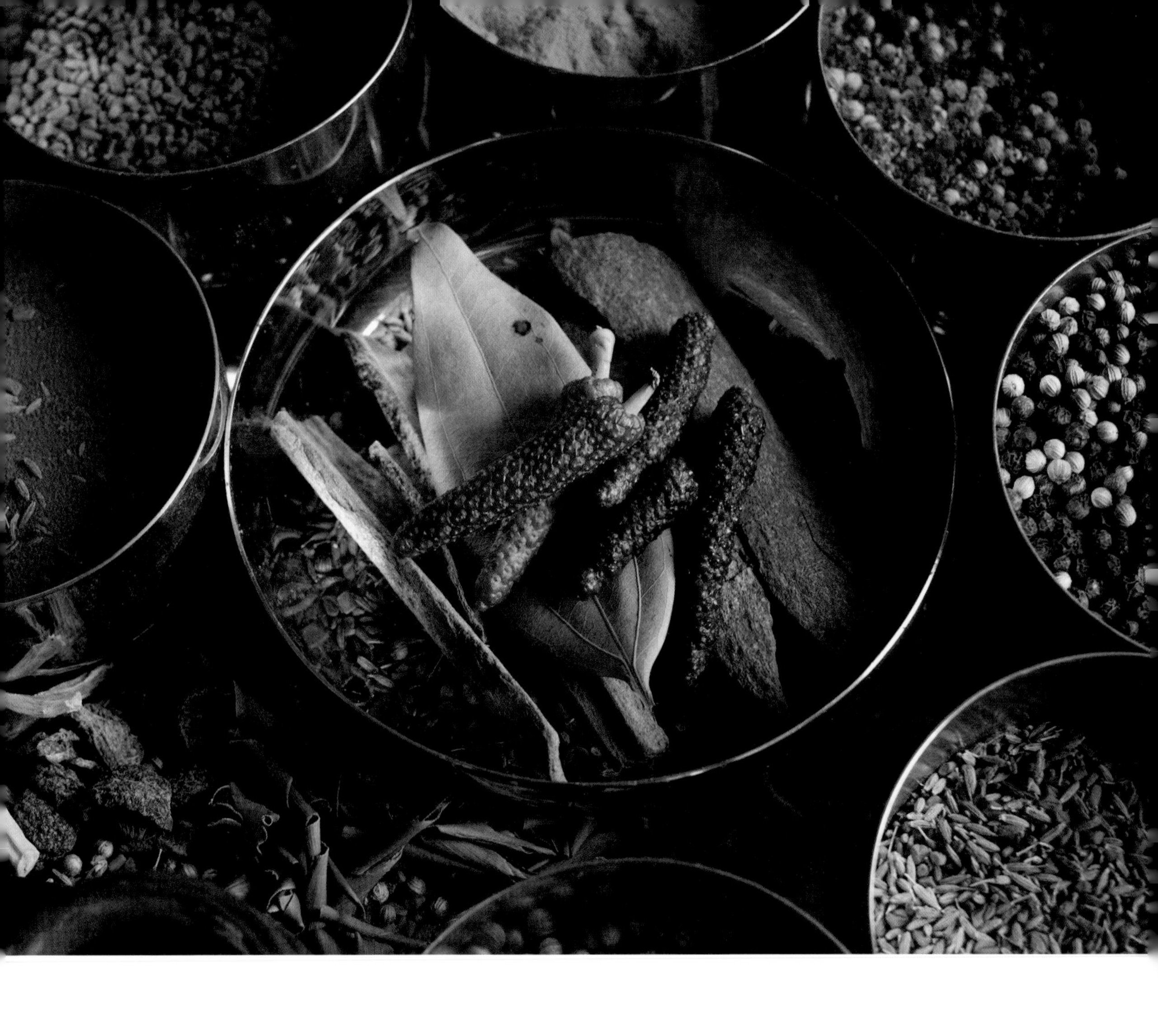

この一連の流れが行われないということは、心身に何らかの問題があると考えられています。

未消化物は毒素と例えられ、「老化を促進する」「病の元」になるという考えがあるため、消化力を正常に保つことが健康な心身をつくるとされています。

オージャス＝「活力素」

食物がきちんと消化されるとオージャスと呼ばれる「活力素」が作られるとされています。

胎児はオージャスを心臓に8滴、そのほかに半アンジャリ（片手をくぼませた中にいっぱいの量）のオージャスを全身に持って生まれてくると考えられています。オージャスは増減があるとされ、増えると、その人には活気があり、肌に光沢がある、心身健やかで魅力的である、といわれます。

一方、オージャスが減ると次のようになるとされています。

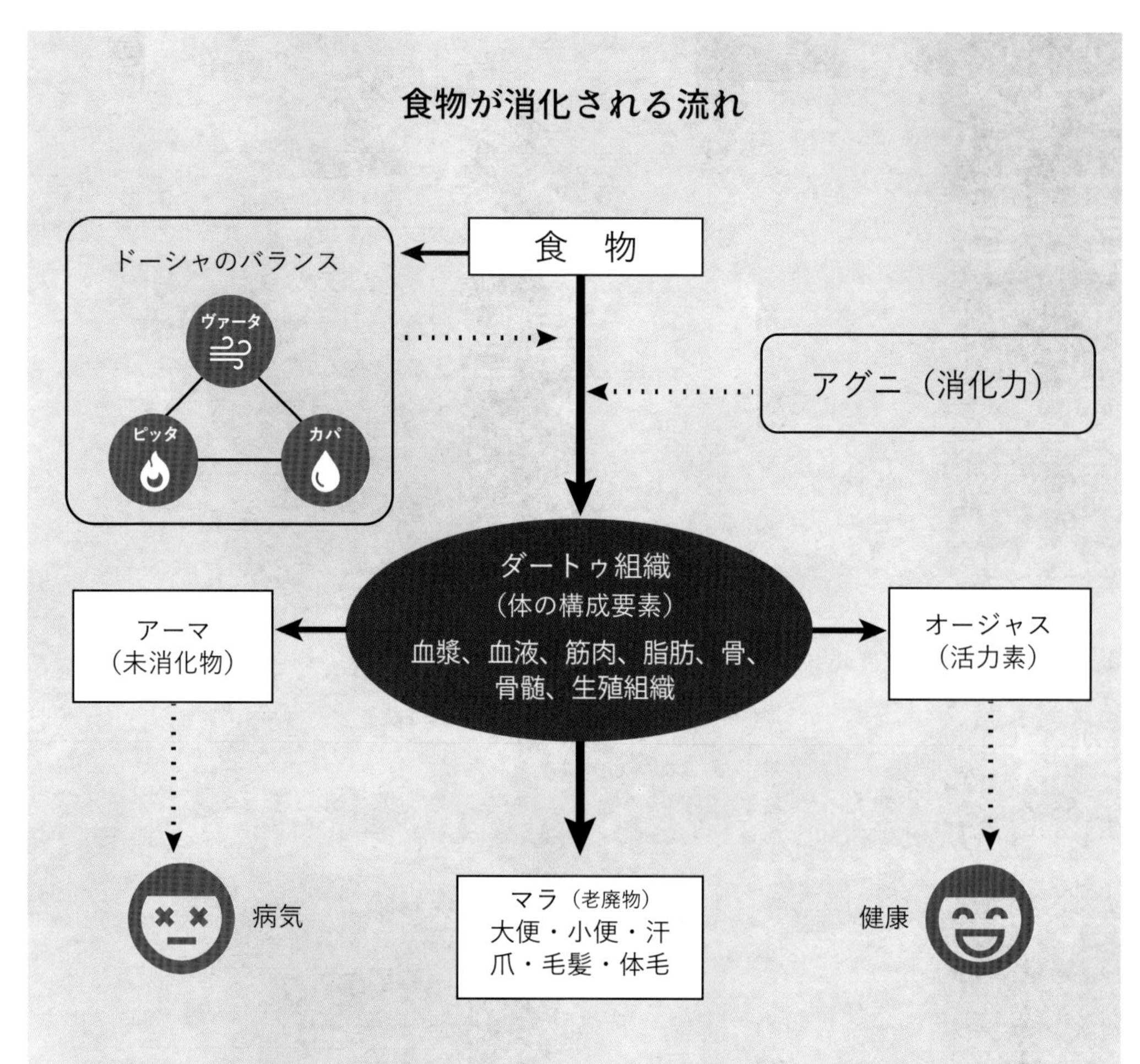

食べ物を食べる→消化される→うまく消化されると体を構成する要素（ダートゥ組織）が作られ、オージャス（活力素、生命エネルギー）が作られる→マラ（老廃物）が生成され、排泄される。未消化の場合は病気を招く

●びくびくし不安、恐怖を感じやすく精神が弱くなる
●色つやが無くなり、体力が減退する
●体が乾燥し、食べていても痩せていく（きれいな痩せ方ではない）
●感覚器官の低下
●気分がすぐれず、体が乾燥して疲労する

オージャスが減る原因もいくつか挙げられています。

オージャスが減る原因
●自然的な衝動を我慢すること
●怒り、悲しみの感情を深く持つこと
●睡眠不足
●過度な運動
●偏った食事
●強風や日射にさらされること
●微生物（鬼神）による影響

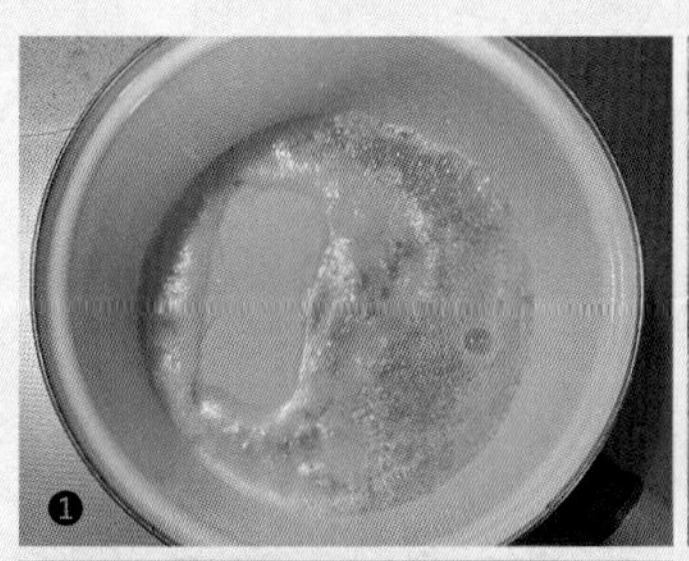
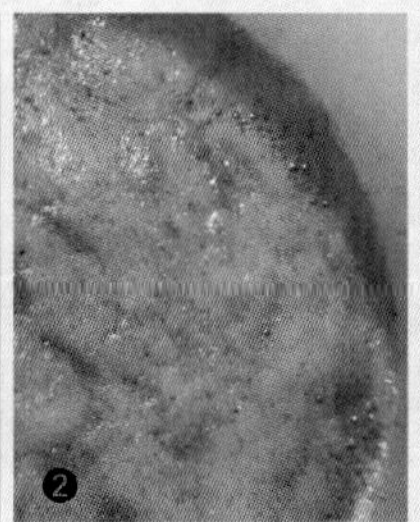
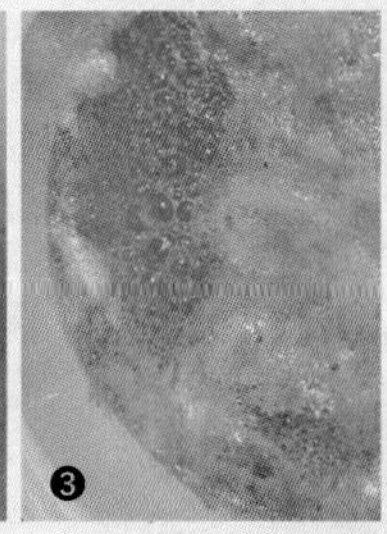
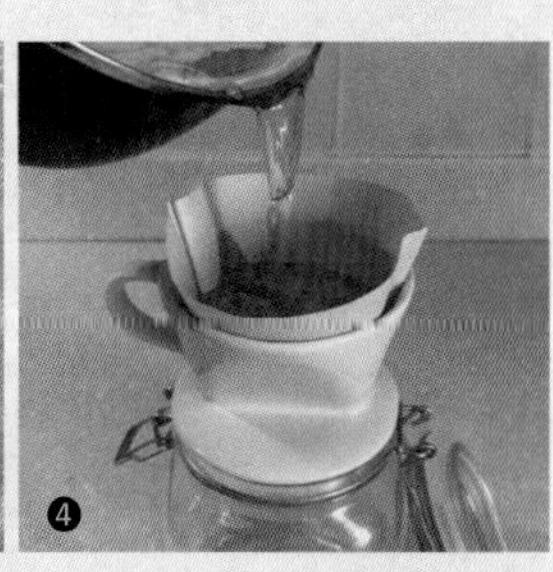
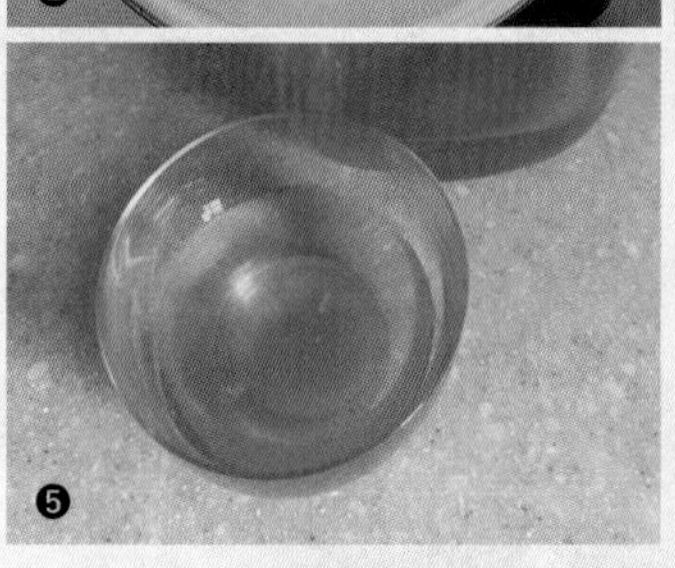

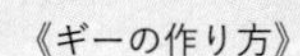
《ギーの作り方》

❶鍋に無塩バターを入れて、弱火にかける。じっくりバターを溶かす。最初に小さく細かな白い泡が出てくる
❷しばらくすると透明な大きな泡に変わり、パチパチと音がする
❸白い細かな泡がふわっと湧き上がる。木べらなどでそっと泡を寄せて、バターが透明な金色になり、鍋底に沈殿物ができて良い香りがしてきたら火を止める
❹熱いうちに不織布などのペーパーで耐熱容器にこす
❺おいしいギーのできあがり

このようにオージャスは増減するのですが、食事や睡眠、運動で増やすことができます。

食に関しては、単に食べるだけでなく食事を作った人へ感謝の気持ちを持つこと、食後に5〜10分の休憩を取り、散歩をすると食べた物がうまく消化され、オージャスが作られます。また、運動は体質によって異なりますので、少しずつ。取り入れられるところから、始めてみてください。

オージャスを増やす食材

ギー、生ハチミツ、米、牛乳、アーモンド、デーツ、胡麻、季節の果物や野菜

オージャスを増やす行為

- 人の手助けをする
- 嘘をつかない
- 自分も他人も大切にする
- 無理をし過ぎない
- 常に学ぶ
- 寄付やボランティア活動

控えたいこと

- お腹がすいていないのに食べること
- 食べ合わせが悪いもの
（牛乳と塩、酸味、魚類）
- ギーとハチミツを同量摂る
- 酸味、塩味、辛味の強い食事
- 乾燥した食事
- 腐った食事
- 暴飲暴食
- 添加物を頻繁にとること

我慢してはいけない13の衝動

排便・排尿・口の渇き・空腹・眠気・放屁・吐き気・くしゃみ・げっぷ・あくび・射精・ため息・涙

食物の性質とドーシャへの作用

性質	食物の例	ヴィータ	ピッタ	カパ
重性	チーズ、ヨーグルト、小麦（グルテン、ねばり）	▼	▼	△
軽性	大麦、ほうれん草、リンゴ、とうもろこし	△	△	▼
油性	乳製品、油、油性食品	▼	▼	△
乾性	大麦、とうもろこし、ジャガイモ、豆類	△	△	▼
熱性	温かい飲食物、スパイス類	▼	△	▼
冷性	冷たい飲食物、緑黄色野菜、キュウリ	△	▼	△

▼＝ドーシャを減らす（そのドーシャが増えたときに食べるとよい）
△＝ドーシャを増やす（そのドーシャが増えたときに控えるべき）

上馬場和夫・西川眞知子著『インドの生命科学　アーユルヴェーダ』より引用

六つの味	食材例
甘味	米、肉、魚、卵、麦等の穀類、イモ、ナッツ、ギー、牛乳、ハチミツ
酸味	酢、酸っぱい味の果物、トマト
塩味	塩、岩塩
苦味	ゴーヤー、ナス、緑の葉野菜
辛味	生姜、大根、ネギ、かぶ、唐辛子、胡椒、からし、スパイス類
渋味	豆、豆腐、ゴボウ、緑茶、葉野菜、緑黄色野菜

体質別食事と運動法

体　質	食　　事	運　　動
ヴァータ	《朝》温かく滋養のある食事。軽く、乾燥した冷たいものは控える 《昼》温かく、油質を含む作り立ての食事 《間食》ケーキなどのこってりしたものでもよい	疲労しやすいので、ヨーガ、気功、ウォーキングなどあまりハードでないもの。飽きやすいので継続することが大切
ピッタ	《朝》冷たい牛乳はおなかがゴロゴロするので、牛乳を飲むなら常温か温める。その場合、塩や酸味、魚と組み合わせないようにする 《昼》しっかり摂ること。揚げ物は向かない 《間食》熟した甘味の果物など	ヨーガ、水泳、サイクリングなど。元々、体に熱が溜まりやすいので、涼しく行うことができる運動がお勧め。競うことに執着しないこと
カパ	《朝》温かいスープや飲み物、ハチミツを塗ったトーストなど（食パンはトーストにすると軽性になる） 《昼》低カロリーのもの、消化に負担がかかる重性は控える 《間食》温かい飲み物など。軽く乾燥した菓子など	少しハードなヨーガ、ジョギングなど、体力があるので運動量が高いものを毎日、行うこと
共通すること	●食事の時間＝朝（7～8時）、昼（12～13時）、間食（15～16時）、夕食（18～19時） ●夕食は3つの体質とも同じ ●消化しやすい食事。肉類、魚、レンコン、ヨーグルト、練りゴマは重性なので控える。 ●アーユルヴェーダでは夕方はスロータス（経路）が閉じるとあるので、消化に負担がかかる重性のものは、早い時間に量を控えて食べることが勧められている。 ●食後、3時間は空けて、22時～休む。	

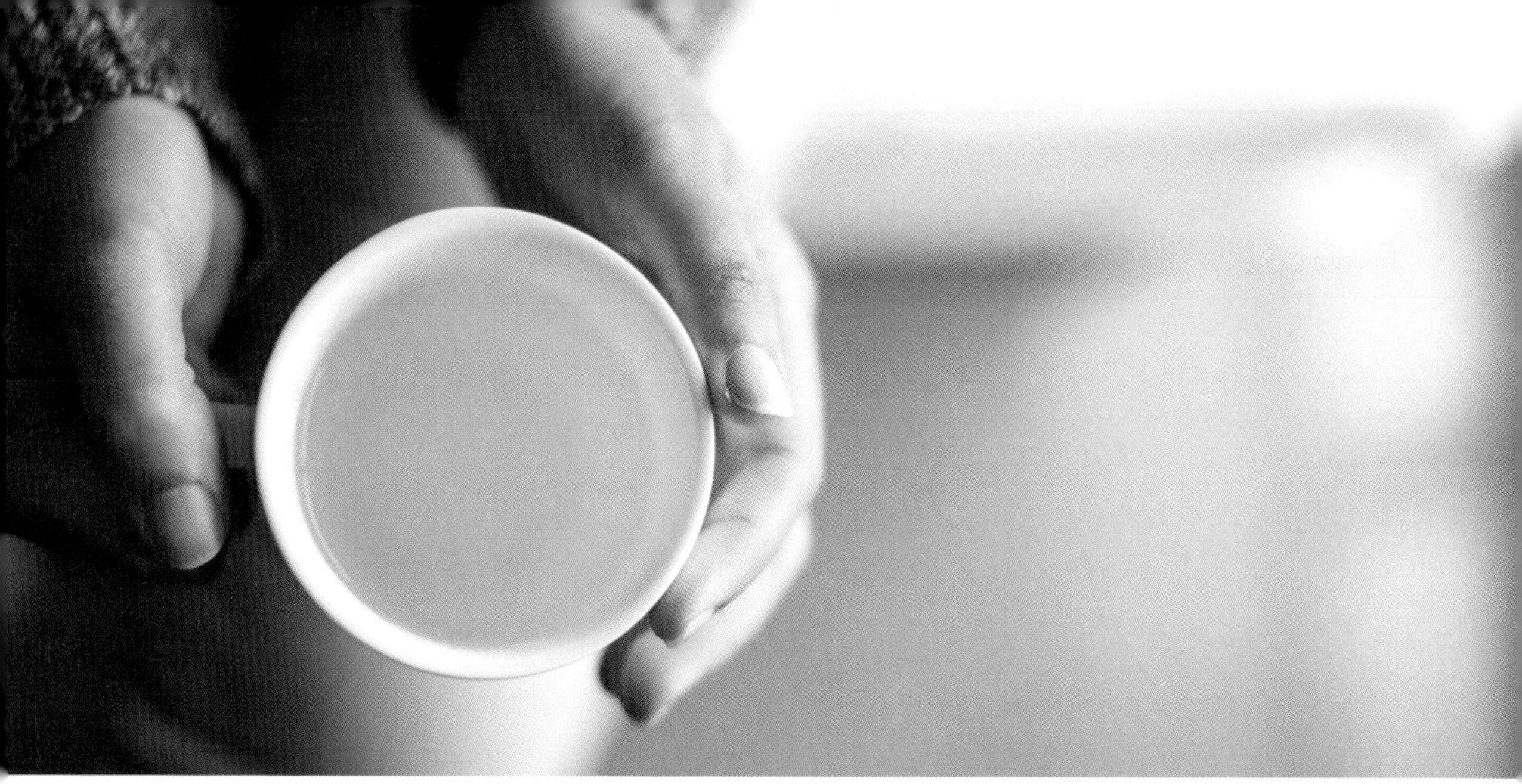

食前のお約束

本格的に食事を摂る前に、必ずやることがあります。食事の約20分前に生ショウガのスライス1〜2枚に、岩塩とレモン汁をかけて食べます。すると、消化力（アグニ）が上がり、食べ物を消化しやすくするという考えがあります。カーッと熱くなるような味が火を焚きつけるように胃に刺激を与え、食べ物をうまく消化してくれると考えられています。また、一回の食事で六つの味の食材をとると味覚が満足し、心も体も健康になるともされています。

六つの味は

- 甘味
- 酸味
- 塩味
- 苦味
- 辛味
- 渋味

食前のお約束「生姜・岩塩・レモン汁」からは辛味・塩味・酸味が摂れます。それぞれの味の食材については表にまとめました（42ページ参照）。

注目集める「白湯」の働き

最近、健康に良いと話題になっているのが「白湯」です。アーユルヴェーダでは数千年前から白湯を飲むことを勧めています。

沸騰させたお湯、もしくは湯冷ましを、「体質」「季節」「その日の心身の状態」に合わせて選びます。例えば、暑がりの人や習慣的に飲酒をする人、更年期によるホットフラッシュやイライラする場合は湯冷ましの方が良いとされ、朝の目覚めが悪いとか食欲

アーユルヴェーダの食事療法のポイント

〈正しい食事の仕方〉

- 食事による満足感と軽快感
- 食事は瞑想の一種である（食事に集中すること）
- 食後は座ったままじっくり消化を見届ける
- 規則的な食事（消化力に応じた規則性）
- 適量を食べる：体質や季節、体調を考慮して、消化力（アグニ）に
  応じた食事
  おなかの３／４～２／３、朝１：昼３：夜２の割合

〈正しい食物の選択〉

- 食事のバランス……六種類の味を毎食摂る
- 適当に油分を含んだ、出来立てで温かく、充分調理された食物
- 料理を作る人の気持ちが大切
- 消化促進剤……ショウガの薄切り＋粗塩＋レモン　など
- 身土不二……住む場所と季節の旬の作物
- 体質や体調に応じた食事
- 悪い食べ合わせと解毒剤

〈正しい知性を持つ〉

日常生活で常に心身の浄化を心がける

〈食事療法の仕方〉

徐々に食習慣を変えていく

がない方には寝る直前に熱めの白湯をすするようにして飲むと良いと考えられています。白湯にはいろいろな働きがありますが、主に次のようなものが挙げられます。

❶消化力を高める
❷体を温める
❸味覚を良くする（古典書に記載）
❹顔や体のむくみを軽減する
❺肩こり、腰痛の緩和
❻便秘の改善
❼リラックス

この中でも特に、「消化力を高める」というのは、前述した通り、アーユルヴェーダで最も重要視している点です。消化力が高まることによって、食べたものがスムーズに消化され、結果的に体に必要な栄養素を取り込むことができます。

また、代謝が上がるので、ダイエットに成功する確率が上がったり、美肌を保つことができるという、うれしい利点も期待できます。

これらを踏まえて理想の食べ方やお勧めしない食べ方もあります。

理想の食べ方
●落ち着いた環境で座って食べる
●食事を五感で楽しむ
●食べ過ぎない

お勧めしない食べ方
●ながら食べ（立ちながら、テレビやスマホを見ながら、話をしながら食べることはNG）
●怒りながら、または怒られながら食べる
●ショッキングな映像を見ながらの食事
●苦手な方との緊張した食事
●食べてすぐに動き始める

アーユルヴェーダにおける
食の科学（薬理学）

アーユルヴェーダでは、物質には①六つの味②属性③効力④消化後の味⑤特殊作用　が存在していると説明しています。

①六つの味（ラサ）

脳機能、精神機能に作用。

物質が身体に接触したときに現れます。

②属性（グナ）

生物物理学的性質を現します。人間の身体に及ぼす影響をもとに分類されます。

③効力（ヴィールヤ）

物質が身体に接触した瞬間から消滅するまでの間にずっと現れている機能です。

④消化後の味（ヴィパーカ）

甘い・酸っぱい・辛いの３種類。

⑤特殊作用（プラヴァーハ）

味・効力などに関係なく現れる特殊な作用のことをいいます。

例）ハチミツは甘味だが、効力は熱性なのでカパを減らす。

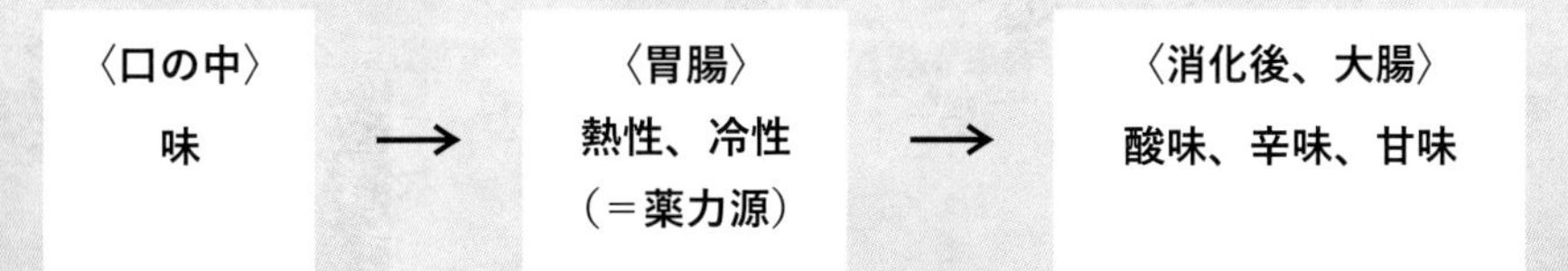

食事の八つの規定

そして、食事には八つの規定が古典書に書かれてあります。

❶性質……食材には六つの味、属性、効能、消化後の味、特殊作用などの性質がある

❷調理法……調理することにより、食材の持つ性質を引き出したり、軽減できる

❸組み合わせ……単体では問題なくても、組み合わせ方によって心身に悪い影響を与えてしまうことがある

❹量……さまざまな食材をバランスよく食べ、胃の３／４〜２／３程度に抑える

❺場所……野菜などは生まれ育った土地のものを摂る地産地消を勧めていますが、肉は遠くの場所で育ったものも摂るようにします。それは同じような特性を溜めすぎるとバランスを崩してしまうと考えられているため

❻時期……旬のものを摂る。味、栄養状態など最高なタイミングでいただく

❼食べる規則……前の食事がきちんと消化されてから次の食事をとる。話すことを控えて食事に集中して食べる

❽食べる人……食べ慣れたものを食べる。地域の伝統食など。わざわざ遠くから取り寄せた食材や流行りの食べ物はたまにはいいが常食は勧めない。何よりも大切なのは「食事をいただくこと」に感謝をして満足して食べること」。罪悪感を持って食べてはいけない

心がけたいこと

次のような食を心がけると体調が整い、ダイエットにつながるとされています。

- 早寝早起き（生活リズムを整える）
- 白湯を飲む（消化力をアップする）
- 冷たい飲食物を控える（消化力が低下してしまうため）
- コリアンダー水を飲む（利尿作用、解毒作用）
- トリカトゥ（三辛）を摂る　生姜、黒胡椒、長胡椒の粉を同量混ぜ、３種の辛味で消化促進
- 新米の代わりに古米を食べる。フライパンで乾煎りしてもよい（ねばりがない古米の方が消化に負担が少ない）
- 六つの味をそろえた食事で満足感を得

食物のドーシャへの作用
味が異なれば作用も異なる

味（ラサ）	薬力源（ヴィールヤ）	消化後の味（ヴィパーカ）	ヴァータ（運動）	ピッタ（燃焼）	カパ（結合）	食品例
甘味	冷性	甘味	▼	▼	△	米、麦等の穀類、ナッツ、牛乳、バター、ギー、肉、魚、蜂蜜、砂糖、甘いもの
酸味	熱性	酸味	▼	△	△	酢、レモン、酸っぱい果物
塩味	熱性	酸味	▼	△	△	塩
苦味	冷性	辛味	△	▼	▼	ニガウリ、なす、緑の葉野菜
辛味	熱性	辛味	△	△	▼	しょうが、唐辛子、胡椒、クミン、からし
渋味	冷性	辛味	△	▼	▼	豆類、緑茶、葉野菜、緑黄色野菜

▼＝ドーシャを減らす味（そのドーシャが増えたときに食べるとよい味）
△＝ドーシャを増やす味（そのドーシャが増えたときに控えるべき味）

る（量を減らしたとしても六味がそろっていると満足感がある）

●落ち着いてよく噛んで食べる（唾液が出て消化を促進させる）

●運動

●ガルシャナ（絹の手袋をはめて体を軽くさする）

●オイルマッサージ（セルフアビヤンガ）

●自然的な衝動を我慢しない（便、尿）。41ページ「我慢してはいけない13の衝動」を参照

余ったハーブやスパイスの活用法

アーユルヴェーダではハーブを使いますが、ヘナをした時や、スパイスカレーやチャイ用に使用したあと、どうしても使い切れずに余ってしまう場合がありませんか？

染色に使う

そんな時に私が実践しているのが、ハーブ染めです。シャツやストールなどを染めます。ハーブの組み合わせで色が微妙に変化しますので、一点ものの作品ができます。

染色は繊維分子と染色分子の結合しやすさでよく染まったり、染まらなかったりします。シルクやウールは染まりやすいので、一日、ハーブに浸けると薄く色がつきますが、綿や麻は植物性の繊維のため染まりにくいので、染色前に豆乳や牛乳に浸けると色づきがよくなります。ぬるま湯でしっかりハーブを溶かして染めましょう。

このハーブ染めは自己流ですが、毎回違う色合いになることを楽しんでいます。

スパイスワインを作る

また、オリジナルスパイスワインにするのもお勧めです。

鍋にワインと好みのスパイスを入れて煮たたせるだけですが、例えば、赤ワインにはシナモンやクローブ、カルダモン、ジンジャーなど、白ワインにはローズマリーやローレルなど、変わったところでいえば、ブラックペッパーやコリアンダーも個性あふれる味わいになります。ハーブはこのようにいろいろ使えるので、最後まで大切に使い切ってください。

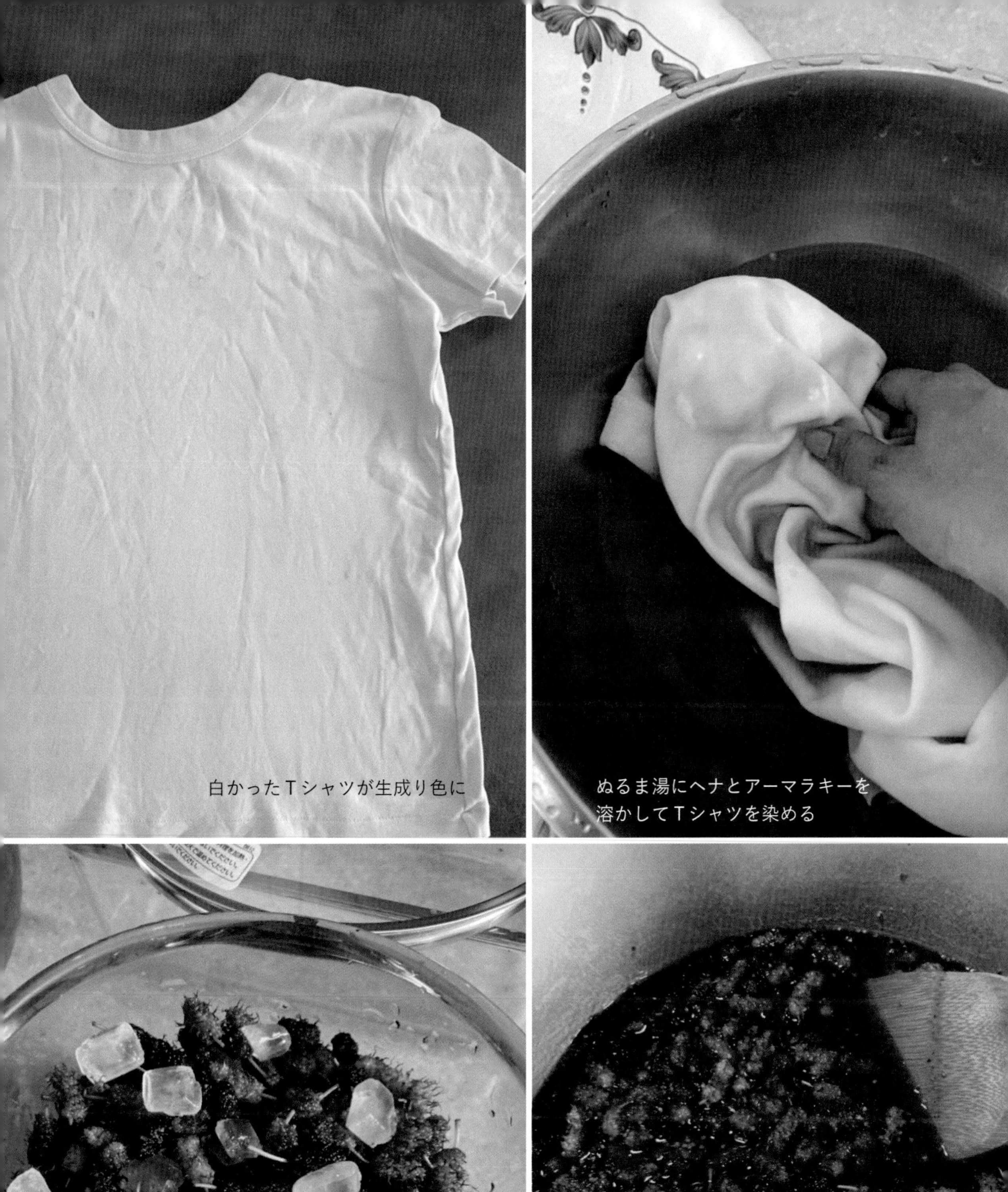

白かったTシャツが生成り色に

ぬるま湯にヘナとアーマラキーを
溶かしてTシャツを染める

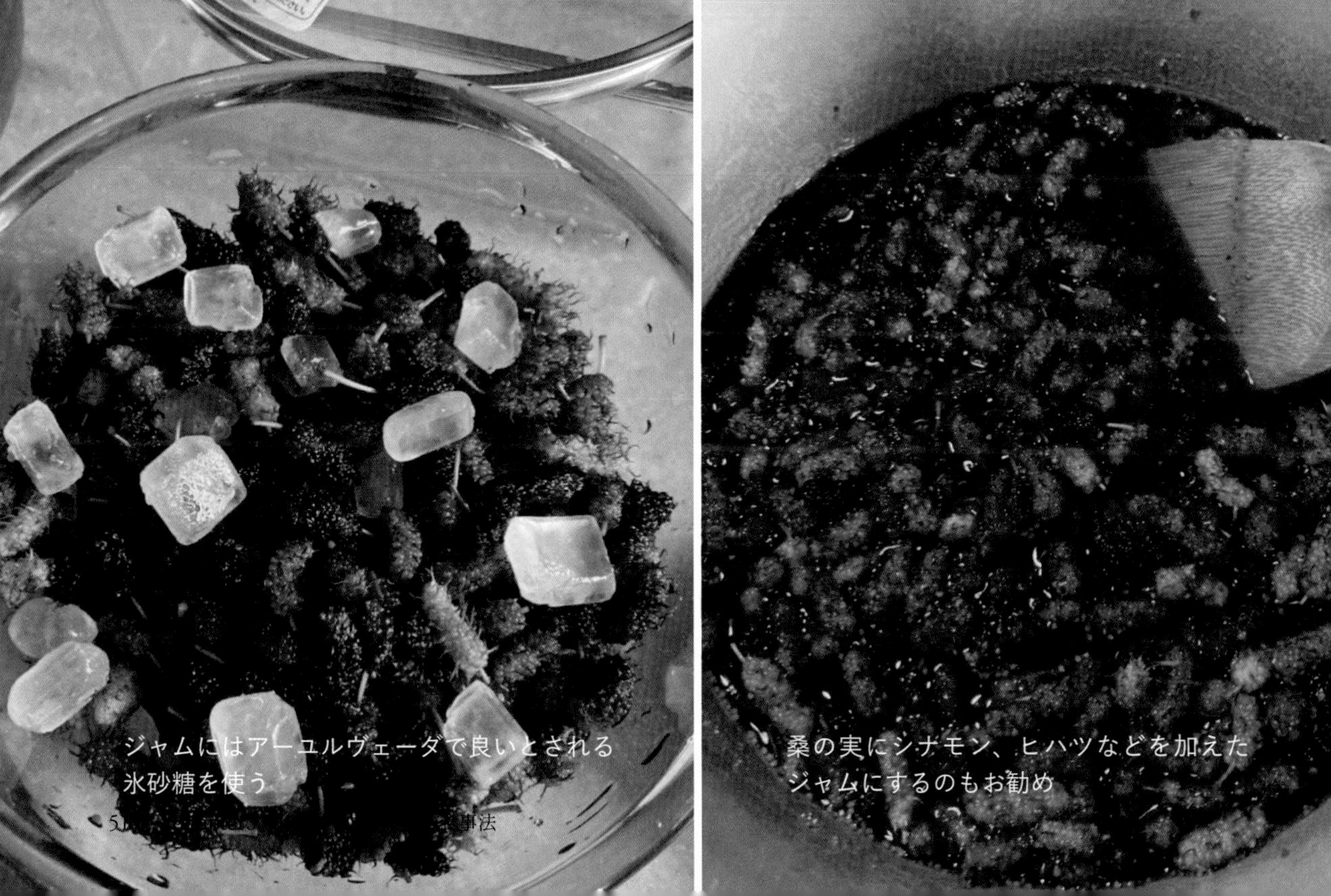

ジャムにはアーユルヴェーダで良いとされる
氷砂糖を使う

桑の実にシナモン、ヒハツなどを加えた
ジャムにするのもお勧め

Chapter 4

アーユルヴェーダと沖縄の食

暑い環境では冷性の性質をもつ食材を使い、食事で身を守っていくことはとても大切です。夏の食材として代表的なゴーヤーも冷性の食材で、夏に食べるからこそ暑さを体の中から和らげてくれます。テビチやソーキなど肉を使った汁物が琉球料理に多数ありますが、アーユルヴェーダでも肉のスープは体にとても良いとされています。アーユルヴェーダと琉球料理には食材や料理など、共通点が見られます。

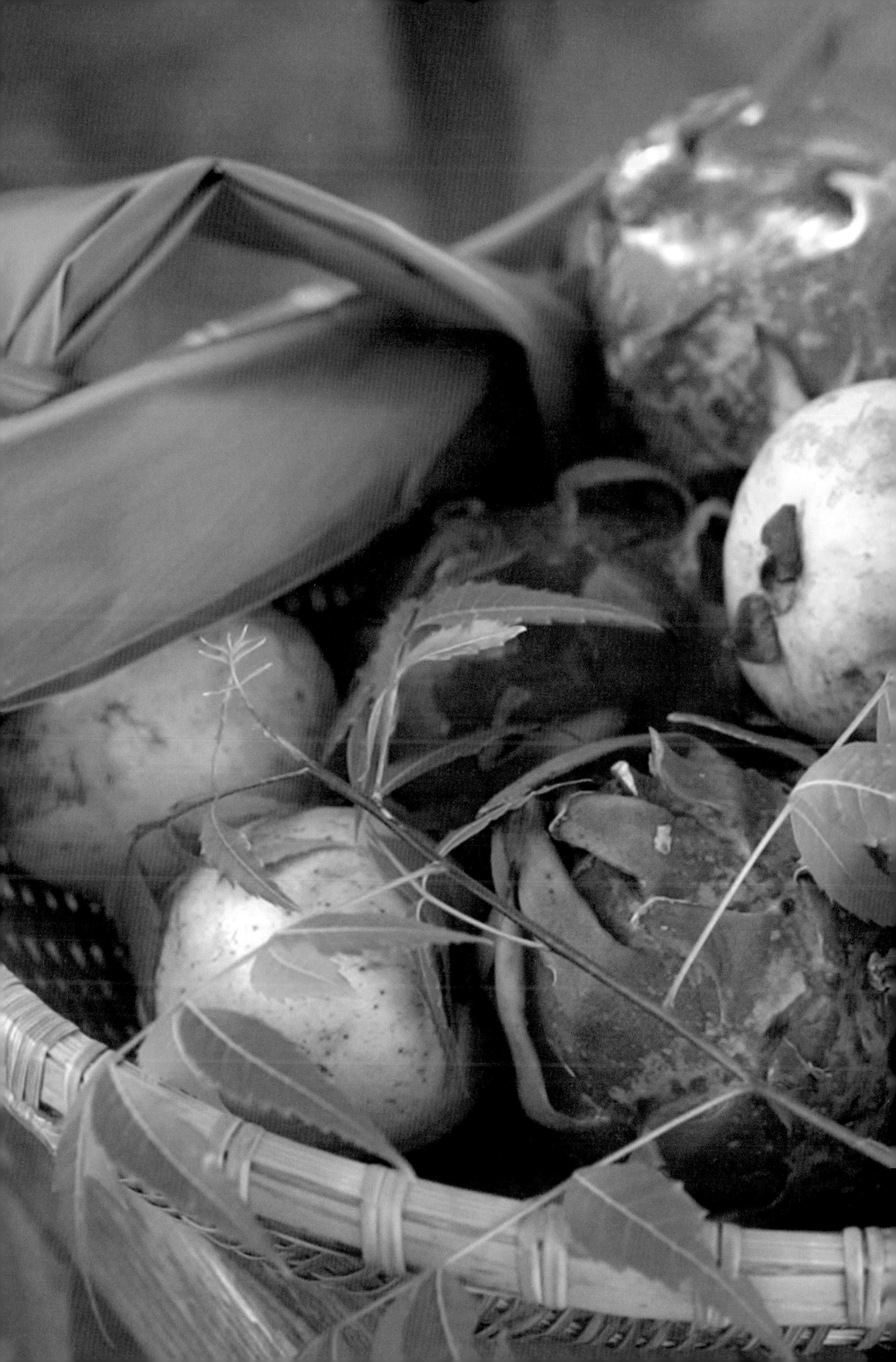

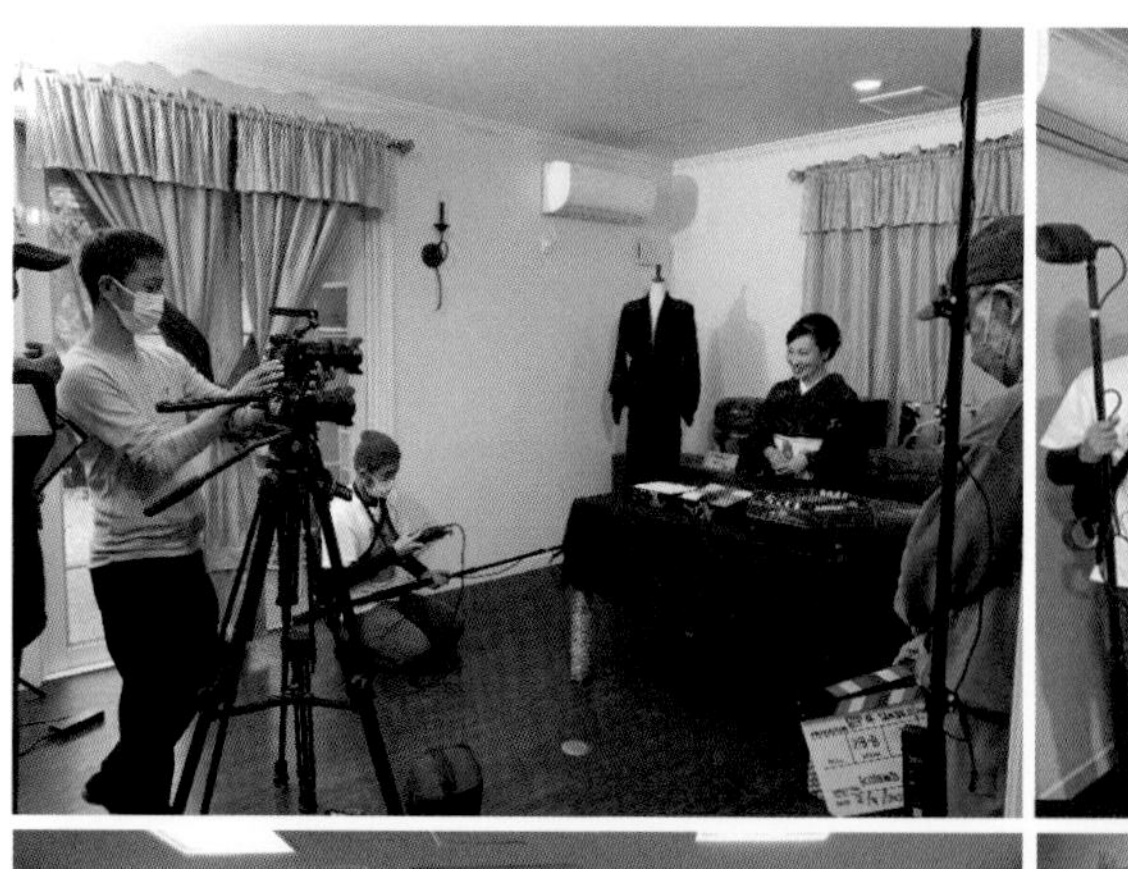

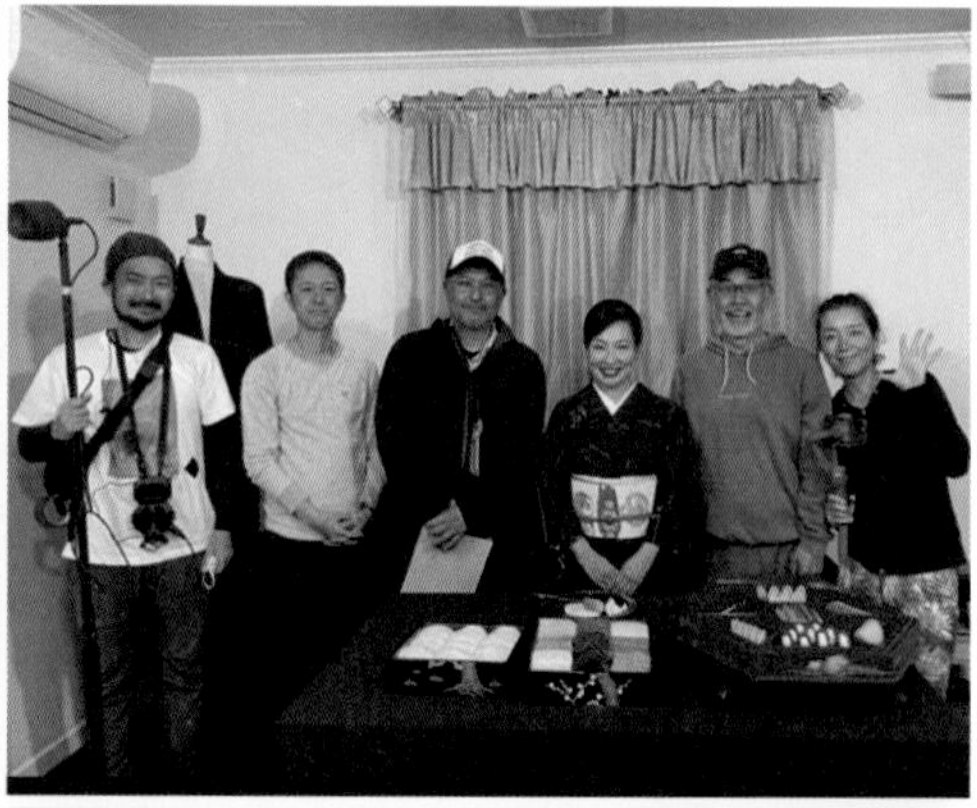

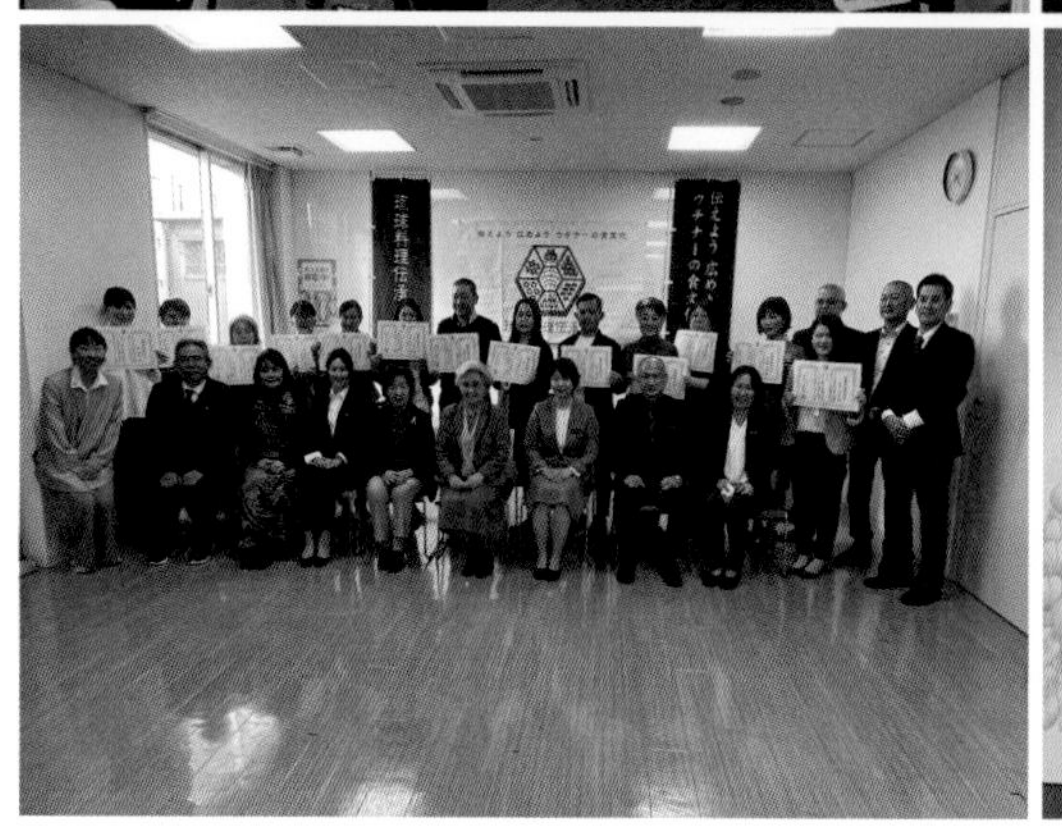

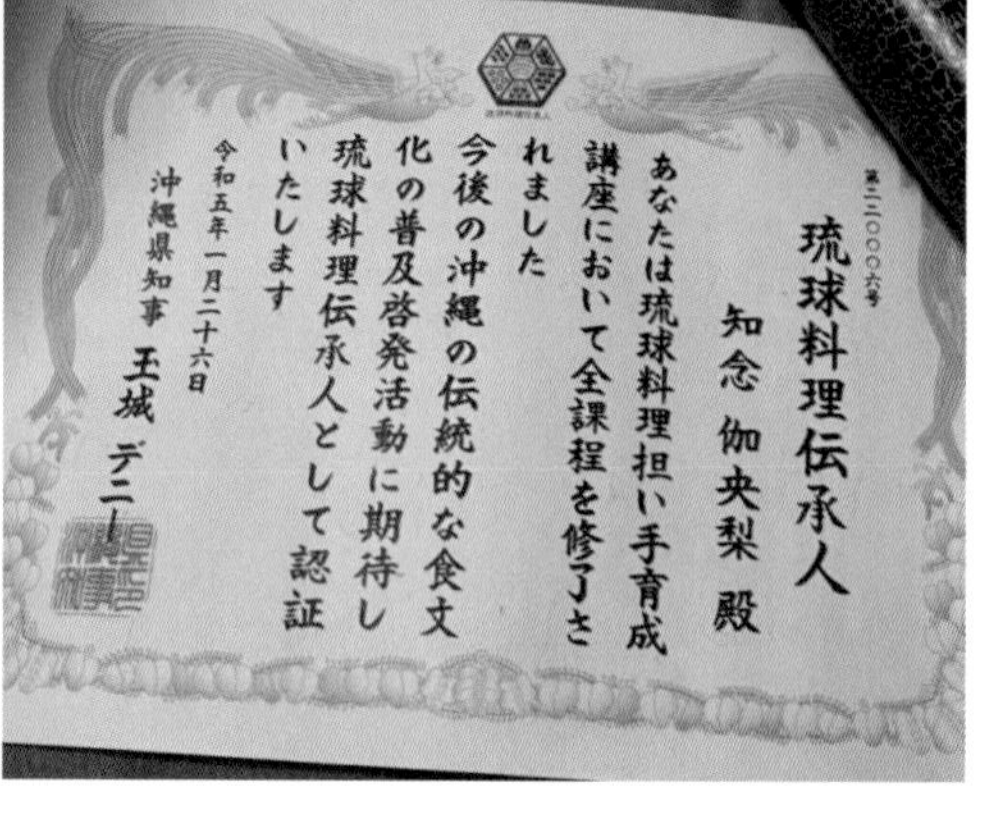

琉球料理伝承人

知念 伽央梨 殿

あなたは琉球料理担い手育成講座において全課程を修了されました

今後の沖縄の伝統的な食文化の普及啓発活動に期待し琉球料理伝承人として認証いたします

令和五年一月二十六日

沖縄県知事 玉城 デニー

（上段）映画の撮影風景とスタッフと一緒に
（下段）琉球料理伝承人

本格的に琉球料理を学ぶ

私は現在、琉球料理を料理研究家の松本嘉代子先生から学んでいます。私が長年連載を続けている沖縄タイムスの副読紙「週刊ほ〜むぷらざ」に、松本先生も創刊当初から連載を続けられており、そのご縁もあって直接、琉球料理をご指導いただくことになりました。

松本先生はとにかく料理へのこだわりがすごい方です。下ごしらえから味付け、盛り付けまで全てこだわり抜きます。出来上がった料理は美しく、おいしいですし、料理をしながらのお話も楽しく、とても尊敬できる方です。

二〇一九年、琉球料理が「日本遺産」に登録されたことから琉球料理の価値と普及への期待が高まっています。歴史ある琉球料理を伝承するため、沖縄県は「琉球料理伝承人」を選出し、育成を開始しました。そして、二〇二三年一月には沖縄県から「琉球料理伝承人」と認証されました。

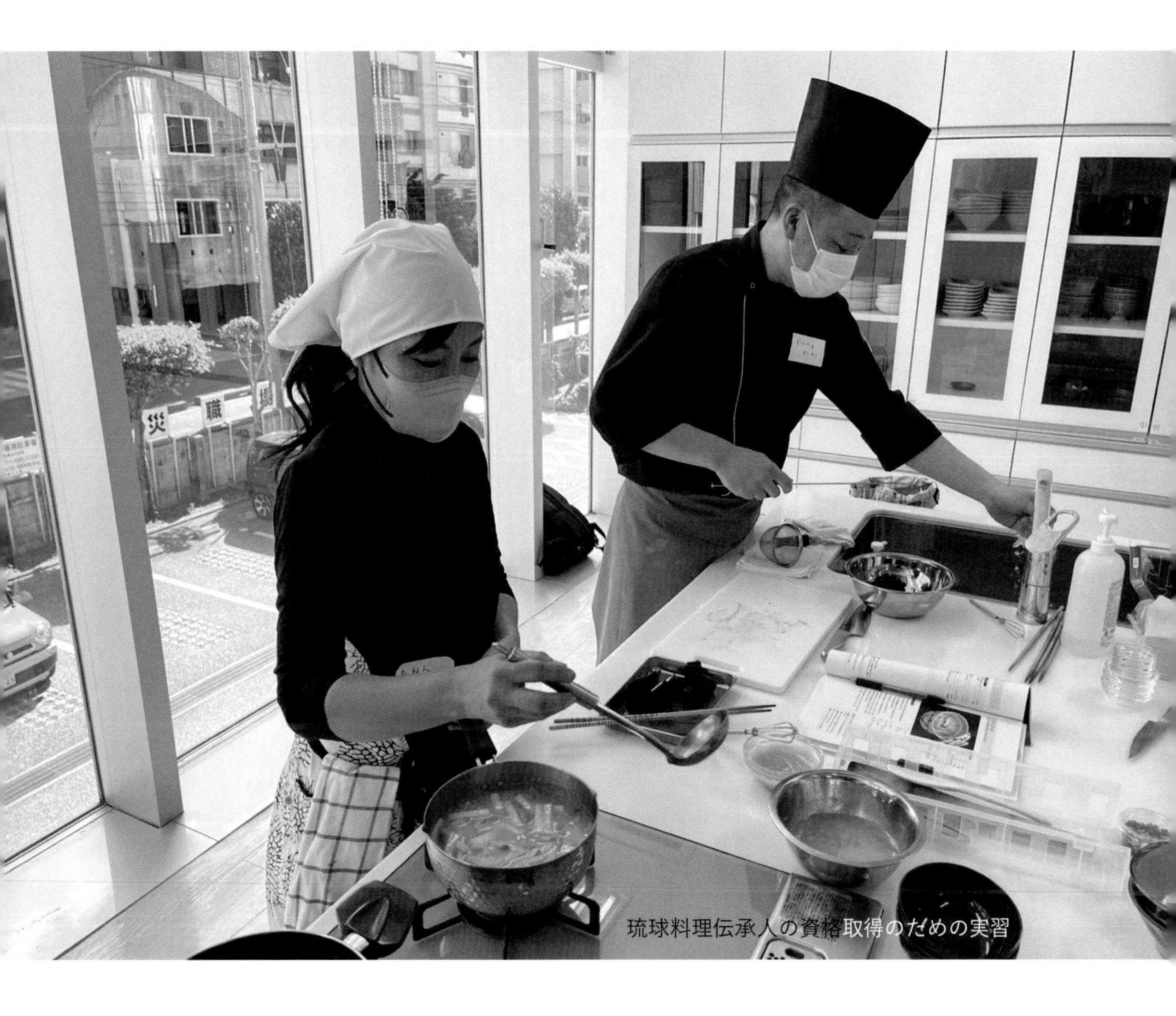
琉球料理伝承人の資格取得のための実習

ゴーヤーの力

琉球料理に使われるゴーヤーのビタミンCは熱に強く、加熱しても壊れにくい特徴があります。

ビタミンCは抗酸化作用があり、美容や病気の予防、疲労回復が期待でき、暑い国インドや常夏の島、沖縄に住む人々を熱から守る冷性の性質をもつありがたい野菜です。

また、豚の三枚肉の油質が熱からの乾燥を防ぎます。ワタはビタミンC含有量が多いので、ぜひ食べてほしいですし、種は乾燥させてお茶としても使えます。

ゴーヤーチャンプルーには、

- ●甘味（卵・豚）
- ●塩味（塩）
- ●苦味（ゴーヤー）
- ●渋味（豆腐）

といった四味があり、アーユルヴェーダの

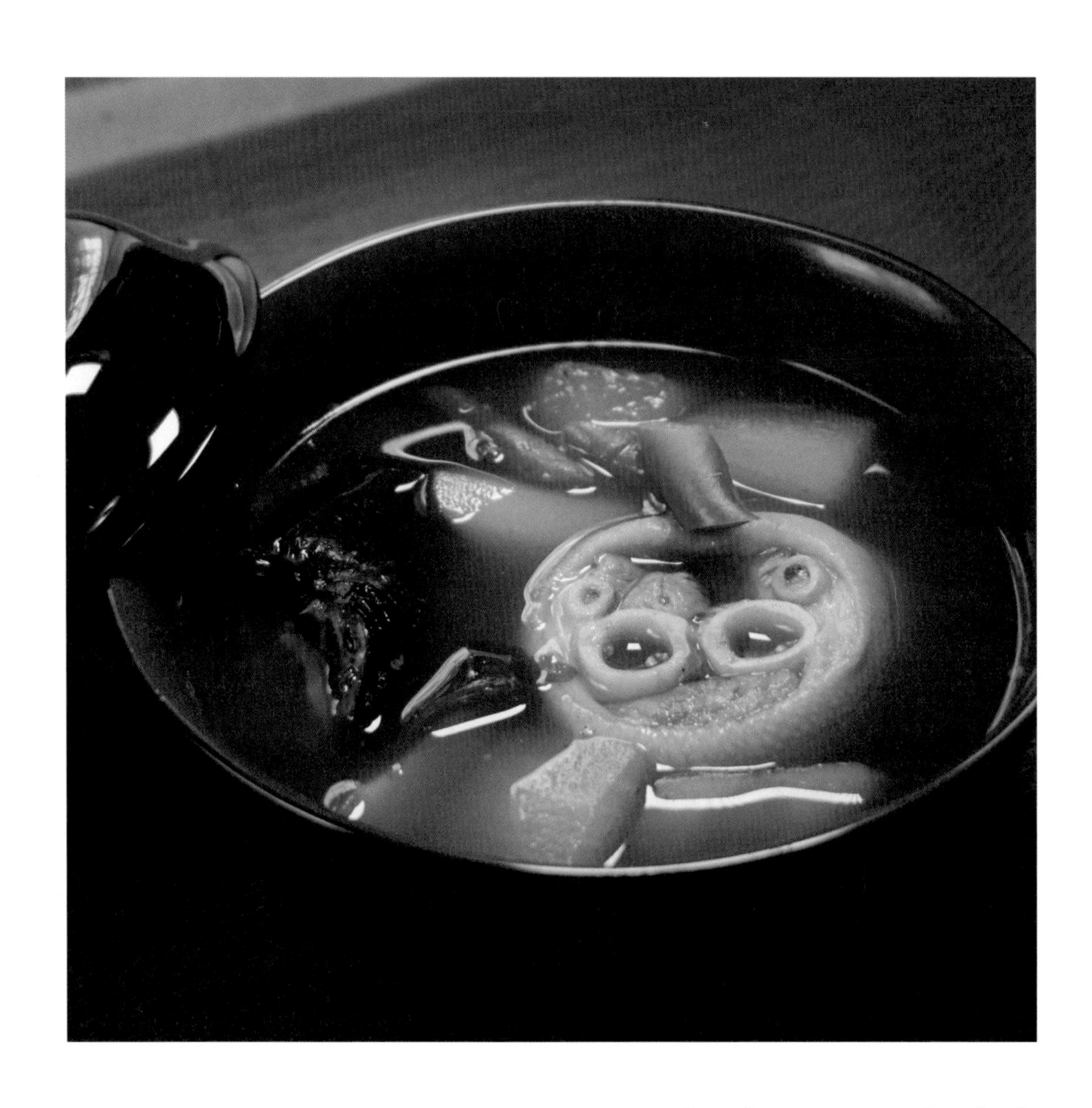

食前のお約束、ショウガ（辛味）に岩塩をかけ、レモン汁をかけて食べると酸味が加わり、アーユルヴェーダの勧める六つの味がそろいます。
今回は、松本先生のレシピのゴーヤーチャンプルーと、映画「幸せのサンドウィッチ」で作った私のオリジナルサンドウィッチを紹介します。

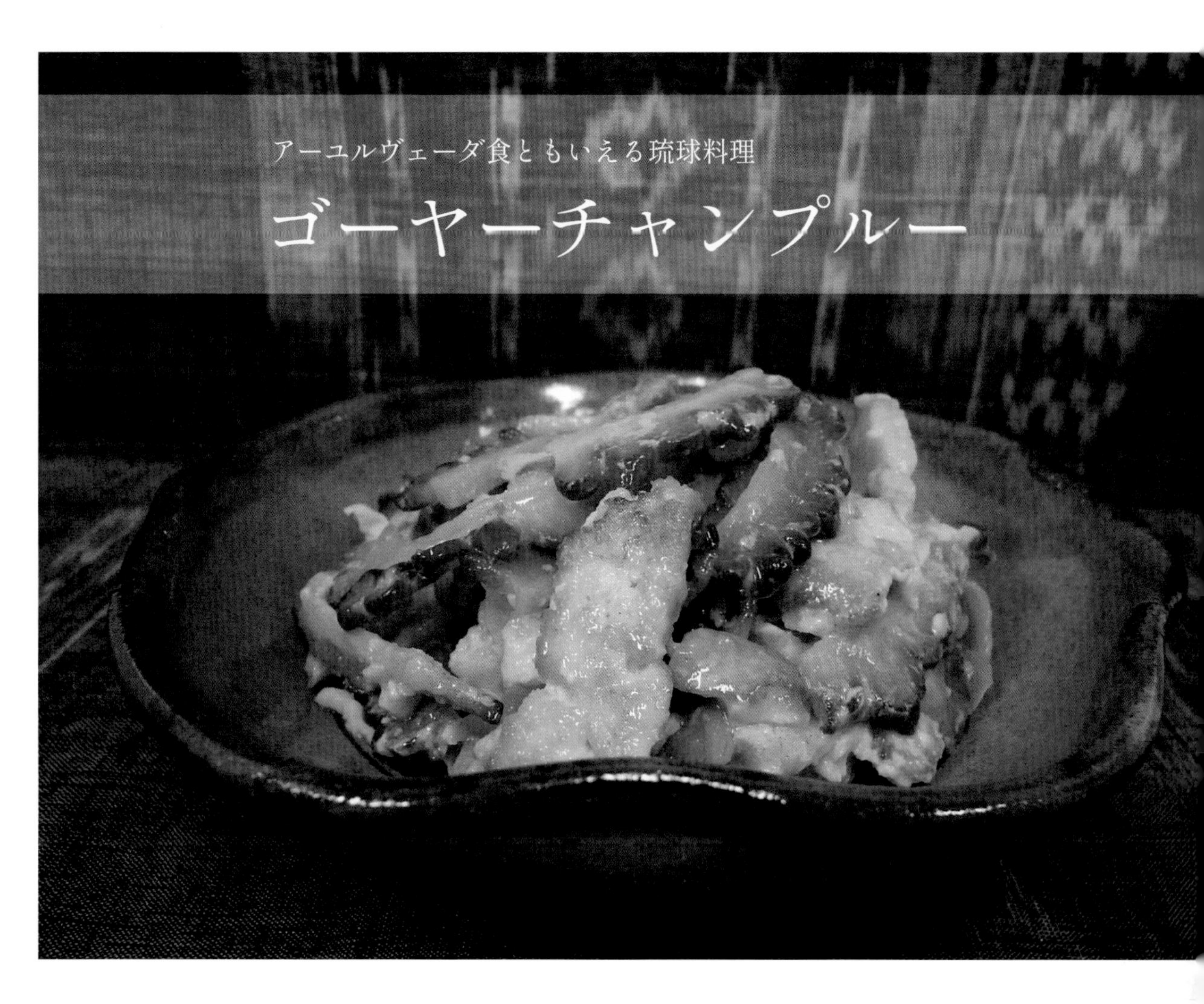

材料（5人分）

ゴーヤー…600g
塩…小さじ１＋1/2
豚三枚肉…80g
削り節…１/2
豆腐…１/2丁
油…大さじ３
油（④で使用）…大さじ２
卵…２～３個
油（⑤で使用）…大さじ１

※琉球料理では豆腐を入れる炒め物を「チャンプルー」という。
※レシピは松本料理学院提供

作り方

① ゆでた豚三枚肉は短冊に切っておく。
② ゴーヤーは洗って縦二つ割にし、スプーンで中の種とワタを取り除き薄切りにして軽く塩を振り混ぜる。
※塩をまぶすと味の浸透が良くなりおいしく仕上がる。
③ 豆腐は手で大きく割り、水気を切っておく。（ペーパータオルで表面の水分をとる）
④ 鍋に油を熱して豆腐を入れ、焼き色がついたらひとまず、取り出す。
⑤ ④の鍋に油を加えて熱し、豚三枚肉を炒め、②のゴーヤーを加えて弱火で炒め、塩で調味し④の豆腐と削り節を加える。
⑥ ⑤に溶き卵を流しいれ、全体に混ぜ合わせて仕上げる。

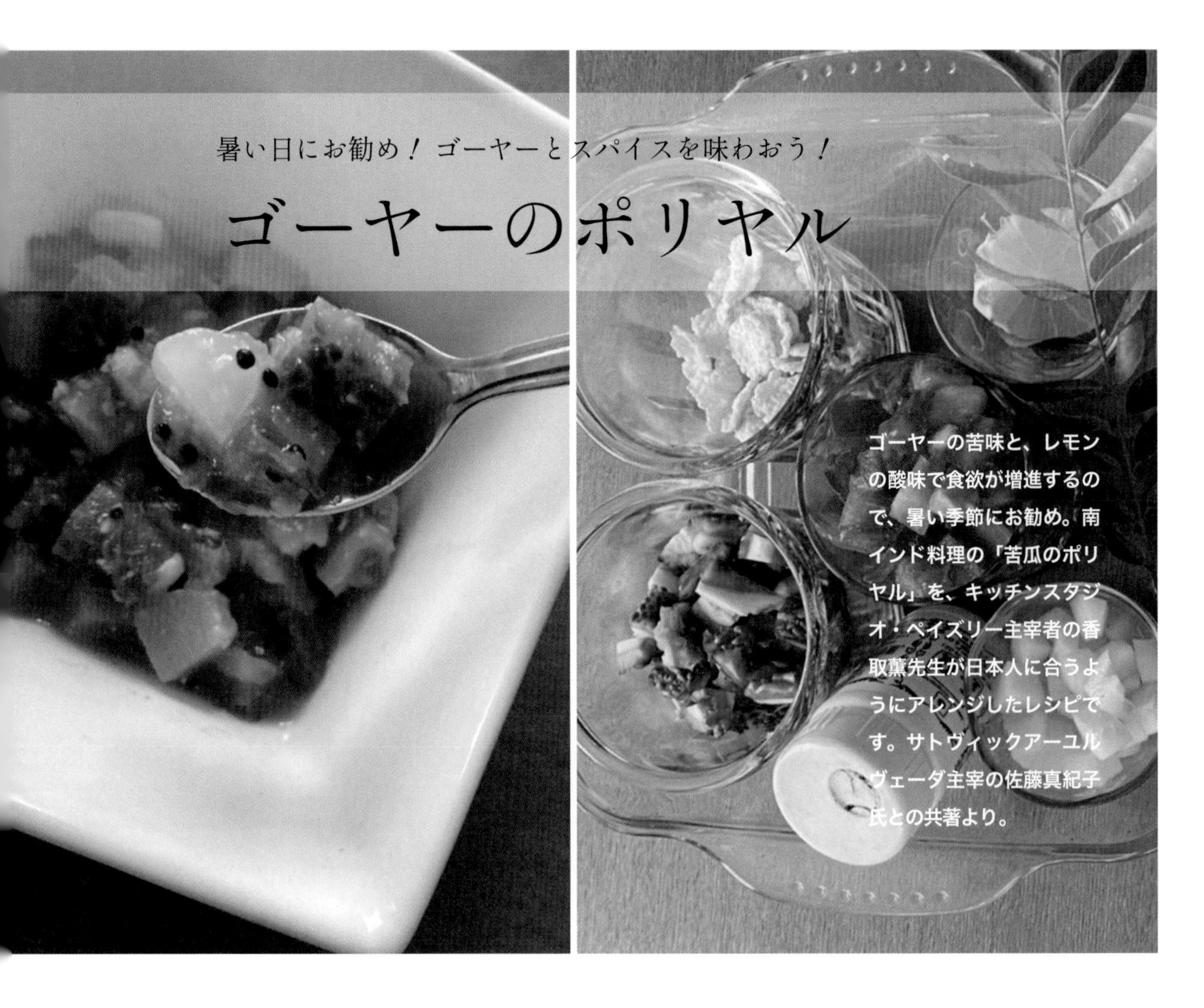

暑い日にお勧め！ ゴーヤーとスパイスを味わおう！

ゴーヤーのポリヤル

ゴーヤーの苦味と、レモンの酸味で食欲が増進するので、暑い季節にお勧め。南インド料理の「苦瓜のポリヤル」を、キッチンスタジオ・ペイズリー主宰者の香取薫先生が日本人に合うようにアレンジしたレシピです。サトヴィックアーユルヴェーダ主宰の佐藤真紀子氏との共著より。

材料（4人分）

ゴーヤー…大きめ１本
トマト…1個
ココナッツファイン…カップ1/2
水…カップ2/3
クミンパウダー…小さじ１
サラダ油…大さじ２
マスタードシード…小さじ１
ヒーング…小さじ1/4
カレーリーフ…15枚
レモン汁…大さじ１

《混ぜ合わせておくもの》
ターメリック…小さじ1/2
コリアンダーパウダー…小さじ１
レッドペッパー…ふたつまみ
塩…小さじ１

作り方

① ゴーヤーは縦半分に切って種とワタをとり、1センチ角に切る。
② トマトは細かめにざく切り。
③ ココナッツファインは水と一緒にしてフードプロセッサーにかけ、クミンパウダーを混ぜておく。
④ フライパンか中華鍋にサラダ油を熱し、マスタードシード、ヒーング、カレーリーフの順に入れる。
⑤ カレーリーフがパリッとしたらトマトを入れて煮崩す。
⑥ ゴーヤーを入れてよく炒める。1分ほど炒めたら、調合したスパイスと塩を入れる。
⑦ ゴーヤーに火が通ったら③のクミンパウダーが入った水とココナッツファインを加える。
⑧ 仕上げにレモン汁を混ぜる。

※レシピは香取薫・佐藤真紀子共著『食事で変わるアーユルヴェーダ食事法』（径書房）より。

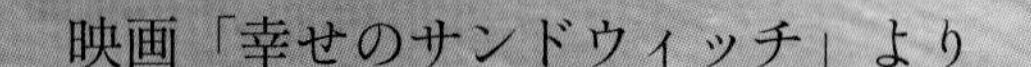

映画「幸せのサンドウィッチ」より

知念 オリジナル三種のサンド

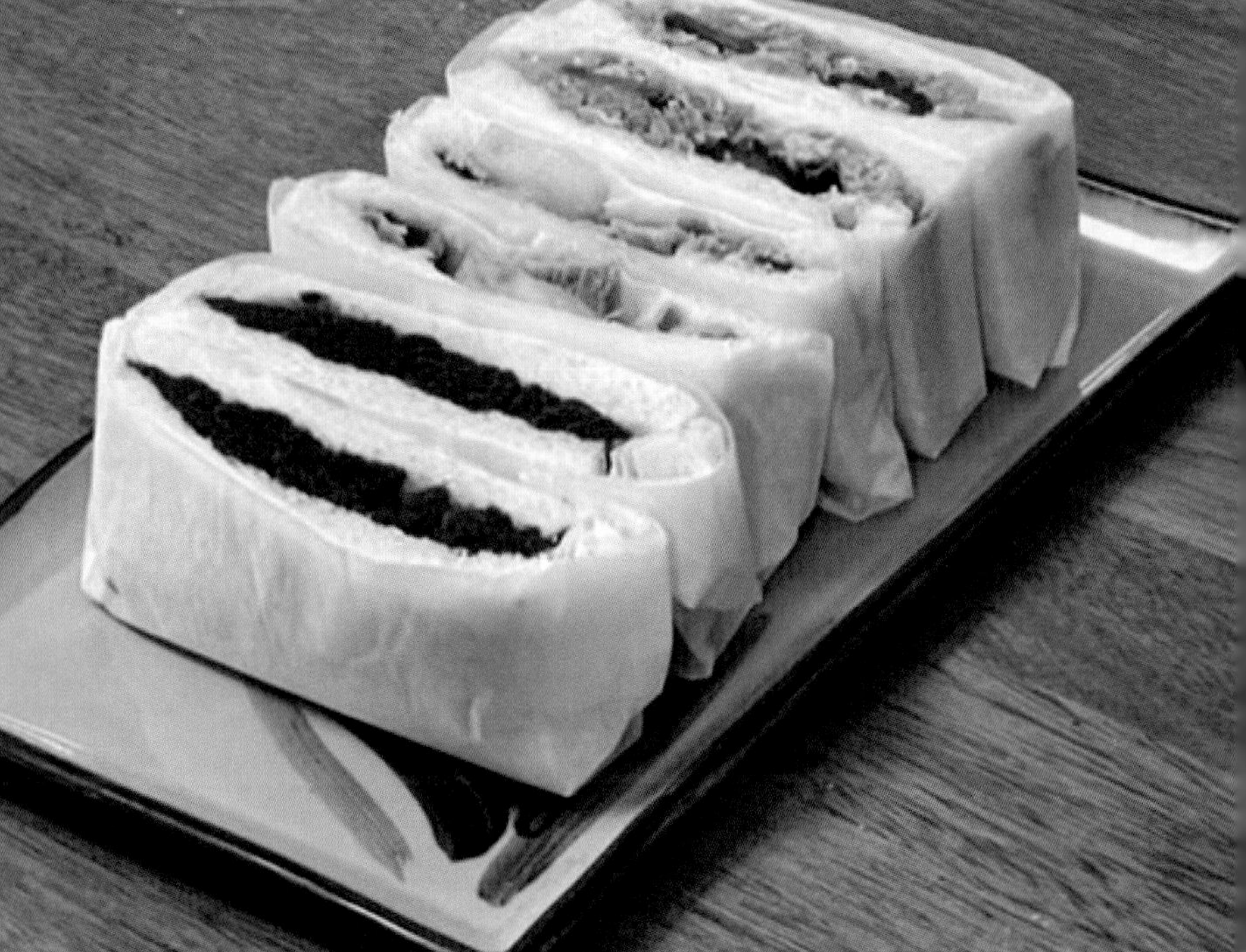

琉球料理を学んでいくうちに、沖縄のやんばるを舞台にした映画「HAPPY SANDWICH　―幸せのサンドウィッチ」にも、琉球料理研究家として携わることになりました。沖縄の食材や沖縄料理を用いてオリジナルサンドウィッチ三種を作りましたので、レシピを紹介します。

《にんじんシリシリーとゴーヤーと
島ラッキョウのピクルスサンド》

材料（5人分）

人参…200g、油…大さじ1、
塩…小さじ1/2、カツオだし汁…大2〜3、
卵…1〜2個

①　人参をシリシリーする

②　熱した鍋に油を入れ、人参を入れ塩をして炒める

③　鍋肌からカツオだし汁を入れ　強火で人参の水分を出さないように。

④　溶き卵を入れ、余熱もつかい半熟にしシットリさせたら出来上がり。

⑤　甘酢漬けにしたゴーヤーと島ラッキョウも一緒にトッピング

《紅芋マッシュサンド》

材料　お好みの量で

①　紅芋は皮を剥き、水に浸しアクを抜く

②　蒸し器で蒸し、スプーンなどでつぶす

③　塩、ピィパーズ（ヒハツモドキ）粉で味をととのえる

④　パンに挟む

《パイナップル&アグーサンド》

材料　お好みの量で

①　アグーは軽く洗い、脂はそのままにする（アグーの脂は甘味がありおいしいがお好みで取り除いてもOK）

②　パイナップルは厚さを均等にし軽く両面を焼く

③　県産ピィパーズの生実をペーストにしたピリ辛ソースをパンに薄く塗り、サンドする

おすすめ沖縄の香辛料と食材

沖縄の食にはさまざまな材料が使われています。その中から、特にお勧めしたい香辛料や食材をいくつか紹介します。

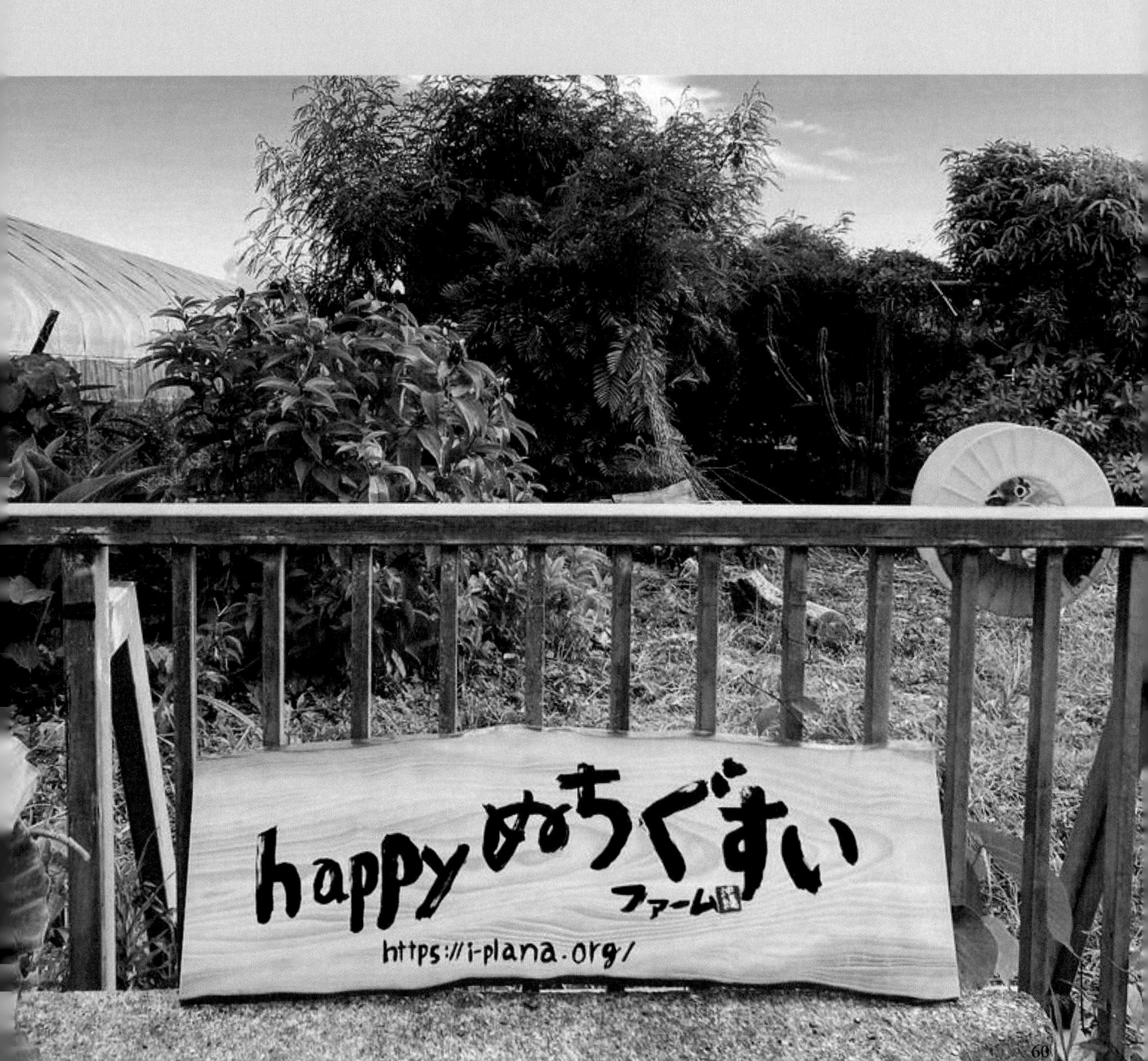

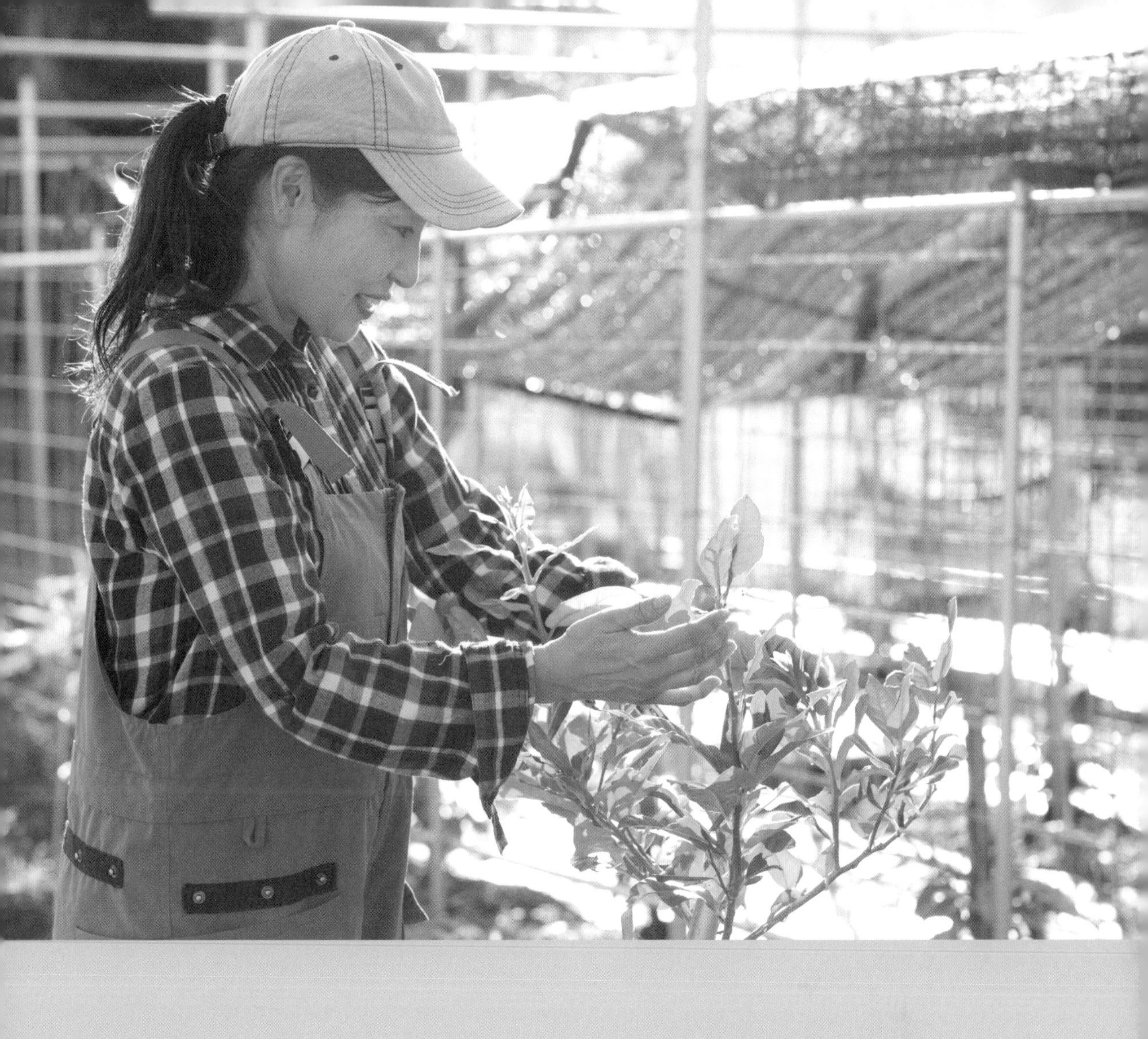

「万物は薬にも毒にもなる」。アーユルヴェーダではそう説いています。つまり、いくら体に良いといっても、摂り過ぎは良くありませんし、体質によっても異なります。

また、場合によってはアレルギー反応を起こすこともあるので、少量から試して、体調の変化を見極めながら取り入れましょう。

ヒハツモドキ（ジャワ長胡椒）

アーユルヴェーダで「最も優れたスパイスのひとつ」とされているのが、インド原産のインド長胡椒。サンスクリット語で「ピッパリー」と呼びます。沖縄に自生し、または栽培されているのはジャワ長胡椒（東南アジア原産）です。アーユルヴェーダの効能はインドの長胡椒に比べ、やや弱いと言われていますが、沖縄に住む人にとっては地産地消とい

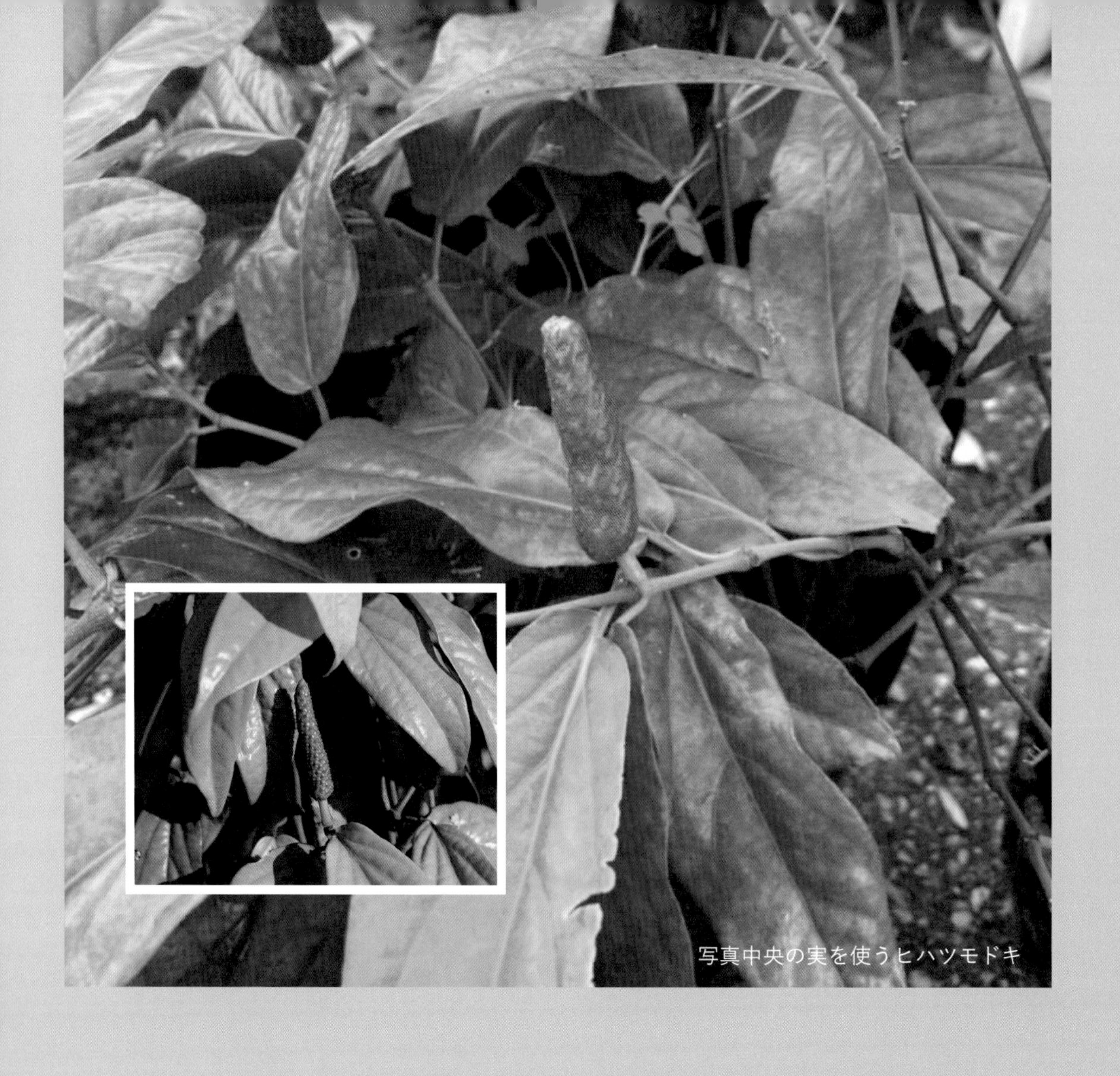
写真中央の実を使うヒハツモドキ

う意味でぜひ摂ってほしいスパイスです。
効能は血液、骨髄、生殖器の浄化、消化器系、呼吸器系に良いとされます。作用としては刺激作用、去痰、駆虫、鎮痛作用、毛細血管を丈夫にするなど。
症状別では風邪、せき、喘息、気管支炎、咽頭炎、関節炎、リウマチ、消化不良、てんかん、麻痺、腹部膨満感、腰痛、座骨神経痛を緩和するとされています。
注意点としては、暑い季節や体温が高い時は使用を控えること。ヒハツモドキは温性の性質を持ち、熱が上がりやすく、ピッタを上がりやすくするためです。未消化物からできる体内毒素「アーマ」を取り除き、消化力（アグニ）を活性します。そのほか、神経伝達をスムーズにする、体温調整、便秘の解消、肌のターンオーバーを正常化してシミ・しわの改善、肩こりや腰痛の緩和、膝の痛みの緩和などが期待されます。大手製薬会社が

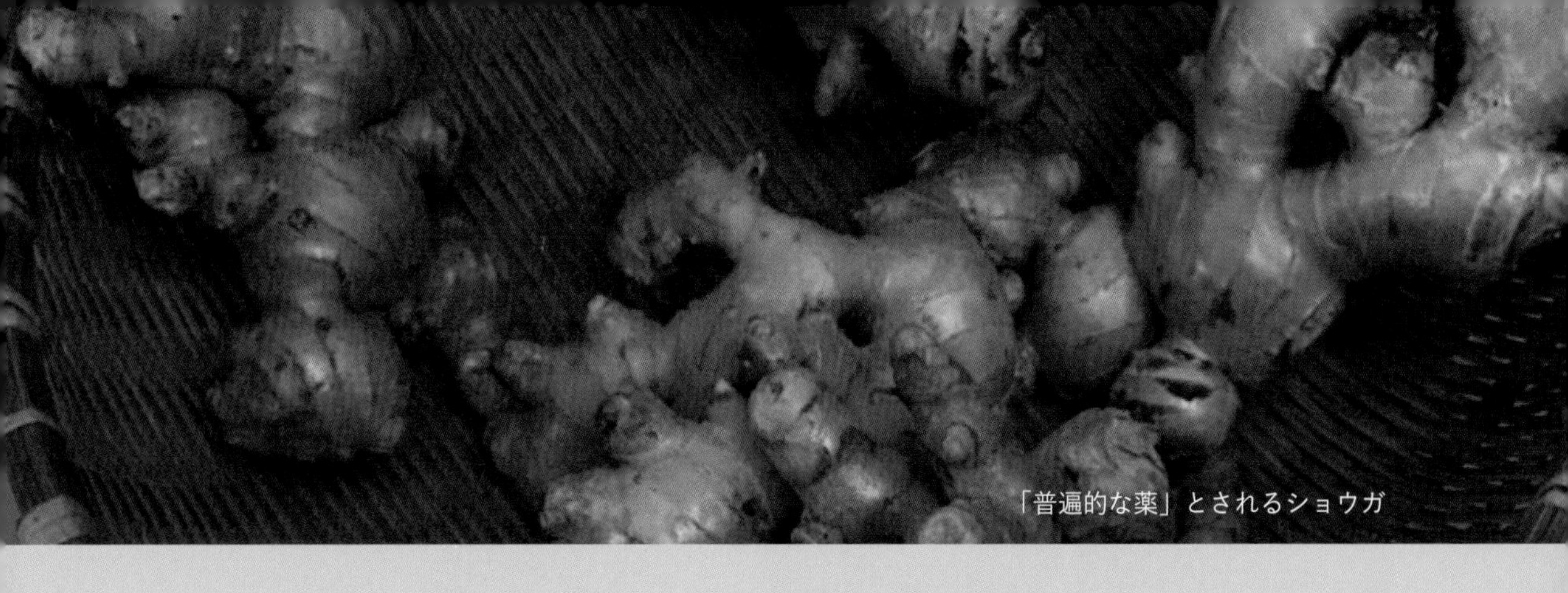
「普遍的な薬」とされるショウガ

薬の原料として使い始めるなど、実はその効能が高く評価されているのです。

沖縄には14〜16世紀の大交易時代に東南アジアから入ってきたとされ、琉球王国時代の19世紀の食に関する書籍「御膳本草」にも記述があます。その中には、「蒟醤　胡椒科の攀緑性植物、『ヒハツ』の事で蓽発とも書いている」と記されています。

琉球料理にも使われ、代表的なものとしては、ナントゥンスー、そして中身汁や沖縄そばに振りかけていただきます。いずれの料理も消化にはやや時間がかかりますが、ヒハツを入れることで消化が促進されます。そして、シナモンに似た香りとピリッとした味がアクセントになるという点が注目を浴びています。一日の摂取量は約0・6gが目安です。

ショウガ（生・アールドラカ、乾燥・シュンティー）

ショウガは「偉大な薬」と呼ばれ、生と乾燥では性質が異なります（生＝重性、乾性質。乾燥＝軽性、油性）。効能は共に味覚を良くする、消化促進、精力増進、呼吸困難、咳、痛み、リウマチ、便秘、膨満感を緩和すると言われています。

ただし、出血がある時は控え、妊娠中は多量に摂るのを避けましょう。1日の摂取量は粉末で1〜2グラム、生スライスは2〜3枚です。

ウコン（ハリドラ）

ウコンは沖縄では「ウッチン」といってよく知られていますが、アーユルヴェーダでも

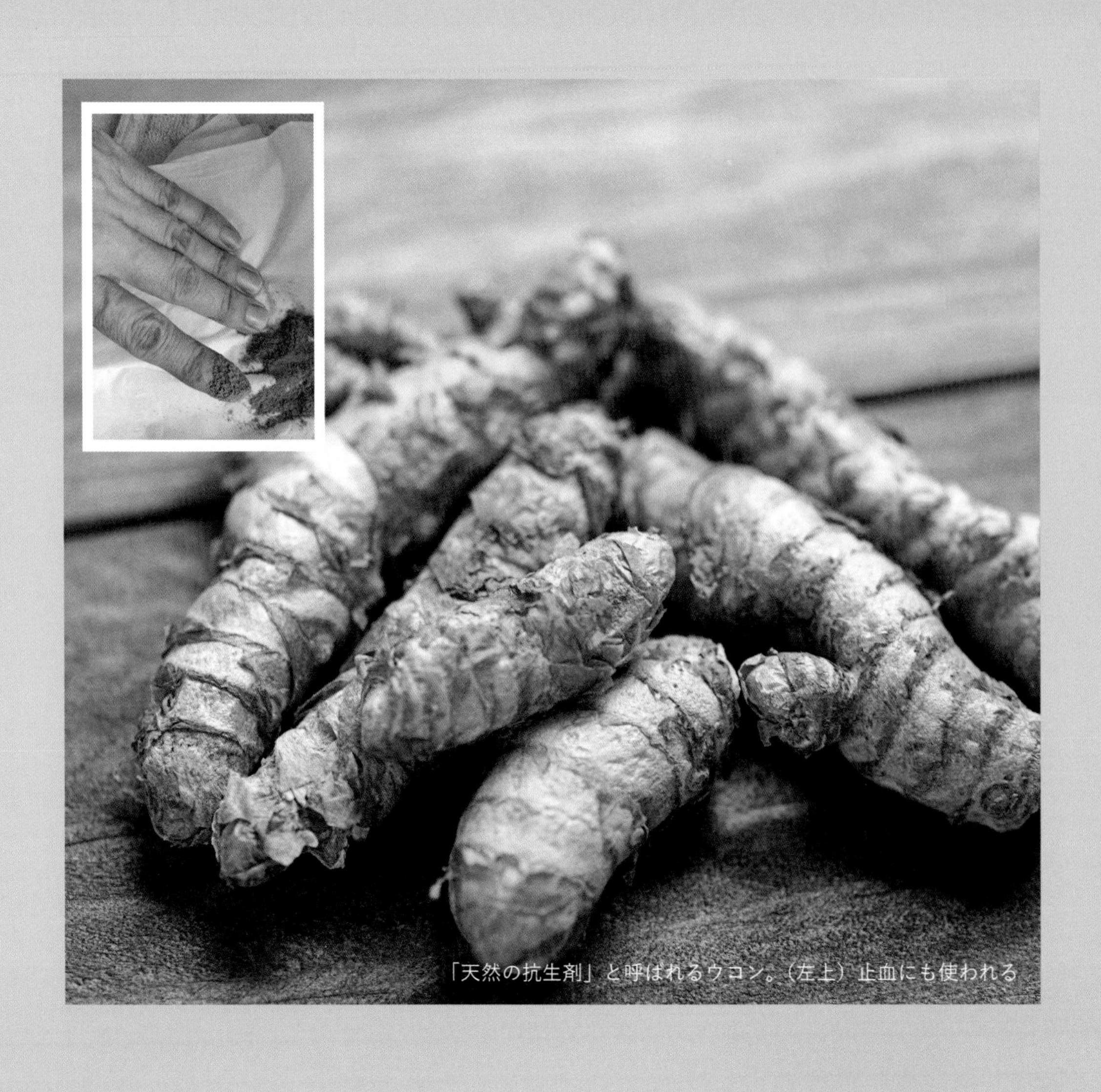

「天然の抗生剤」と呼ばれるウコン。（左上）止血にも使われる

「天然の抗生剤」と呼ばれるほど生活にも取り入れられています。春ウコン、秋ウコンがありますが、アーユルヴェーダでは秋ウコンを使います。

秋ウコンには抗酸化作用のあるポリフェノールの一種であるクルクミンが多く含まれ、春ウコンの10倍とも言われます。一方、春ウコンはミネラル分は多いのですが、辛味や苦味が強いので料理には向かないと言われています。

カレーやたくあんの色付けに使われているように黄色が特徴で、アーユルヴェーダでは吉祥の色とされています。脂溶性のため水で飲むと溶けにくく、吸収されないままに排出されてしまいます。

アーユルヴェーダでは口から摂るオイルで最も良いとされているギーと一緒に摂取することを勧めています。

秋ウコンには肝臓の解毒機能もあり、胆汁

の分泌、コレステロールの低下、肌を健康にする作用、細胞や血管を錆びつかせる活性酸素の除去、シミなどの原因になるメラニンの抑制、たるみ・しわ・くすみなどが改善すると言われています。

そして、アーユルヴェーダでは、脳の門を通過できる数少ない物質とされ、脳にダメージを与える活性酸素を取り除くことから、近年では、アルツハイマーや大腸がんの予防にもなるという研究成果が発表されています。インド人に認知症が少ないといわれているのは、ウコンのおかげだとも言われているほどです。

ウコンは食べるだけでなく、外用薬として止血、捻挫の場合に塗ったり、粉末を水で溶かしたものでうがいをして風邪予防に用いることもあります。

二日酔いに良いとされていますが、肝臓に障害がある時は摂らないようにと言われています。

一日の摂取量は1～3グラムです。

ツボ草（ゴツゴラ）

ツボ草はハーブ医療の分野でゴツコラとも呼ばれ、「若返りの薬」と言われています。疲労を減少させ、精神を明晰にする強壮剤、血行促進、浮腫の改善、皮膚の状態の改善、体の内外の潰瘍に用いられます。他に、炎症、熱、咳、かゆみ、皮膚疾患、多尿、呼吸困難、喘息、貧血、味覚障害等が緩和できると言われています。

アーユルヴェーダの処方では、心的疲労、不眠症、記憶喪失に対する脳の強壮薬としての効能が記されています。認知機能を向上する作用をもつバコパモニエラ（和名・オトメアゼナ）は違う植物ですが、ツボ草とバコパモニエラは両方とも「ブラフミー」と呼ばれます。記憶力を良くする話題のハーブです。

モリンガ（和名・ワサビノキ）

モリンガはその栄養価の高さから、飢餓に苦しむ人々の栄養補給食品として、国際連合世界食糧計画に認定された植物です。主に、血糖値を安定させ、便秘の改善が期待できると言われています。

インドのグジャラートアーユルヴェーダ大学を訪ねた時に、構内に大きなモリンガの木があって、ドラムスティックと呼ばれるような大きなさやが下がっていました。町のレストランで、それを煮込んだスープを飲みましたが、おいしかったです。インドの病院では、葉や種や茎、樹皮などをアーユルヴェーダの薬として治療に使っています。沖縄でも

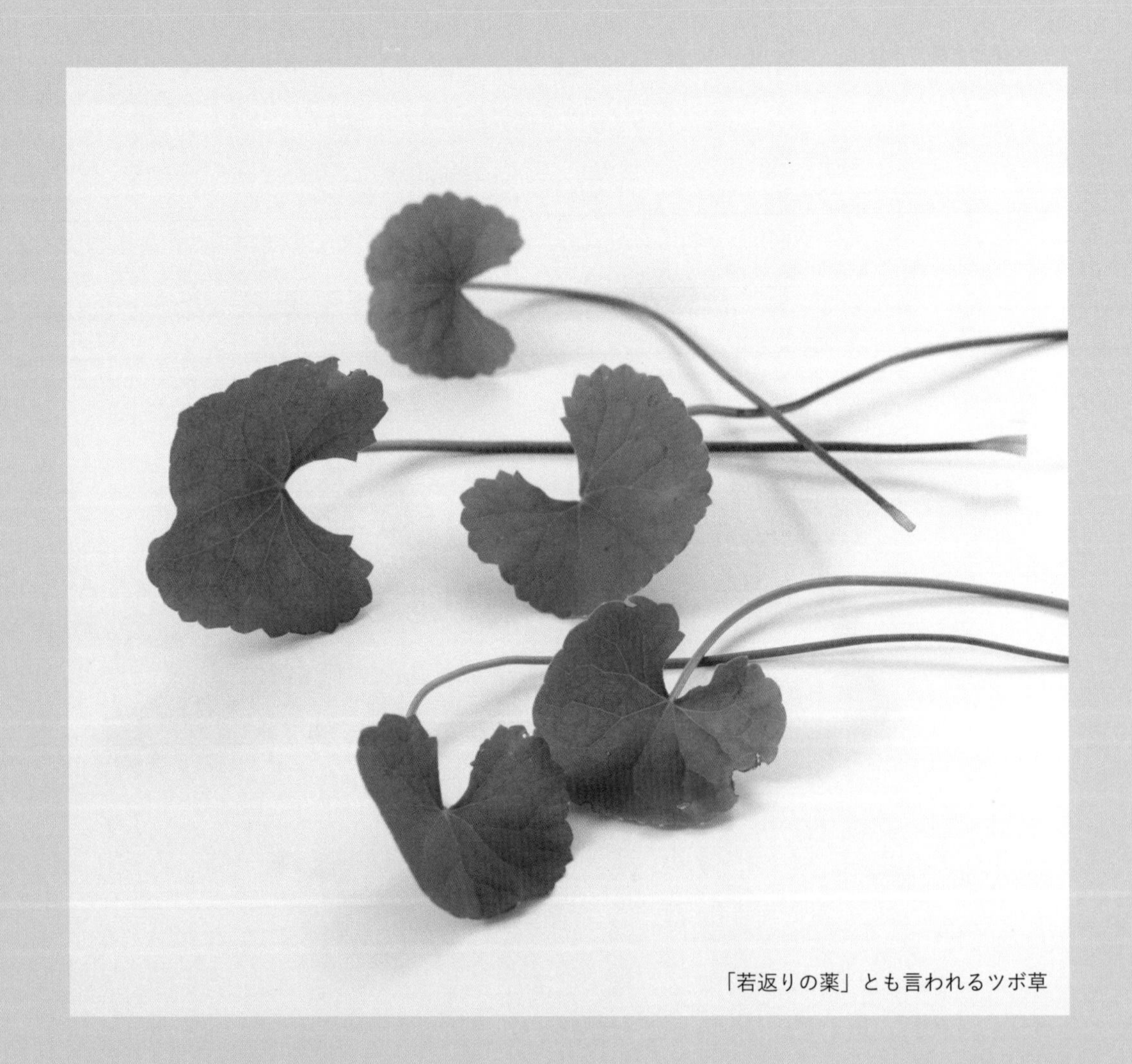

「若返りの薬」とも言われるツボ草

最近、栽培されるようになり、葉を乾燥させたお茶が人気です。
カパとヴァータのバランスを取り、ピッタを増大させます。

シャタヴァリ

アーユルヴェーダでは、女性のラサーヤナ（若返り法）のためにとても重要なハーブと考えられ、女性の生殖器系に強壮作用（若返り作用）をもたらすとされています。

植物由来のエストロゲン（女性ホルモン）の供給源となると言われ、更年期の女性の健康増進に作用したり、生理不順の方に勧められています。また、男性の精子量を増加させたり、組織を強化することで生殖器系に栄養を与え、ストレスを和らげるほか、前立腺の若返り作用があるとされています。

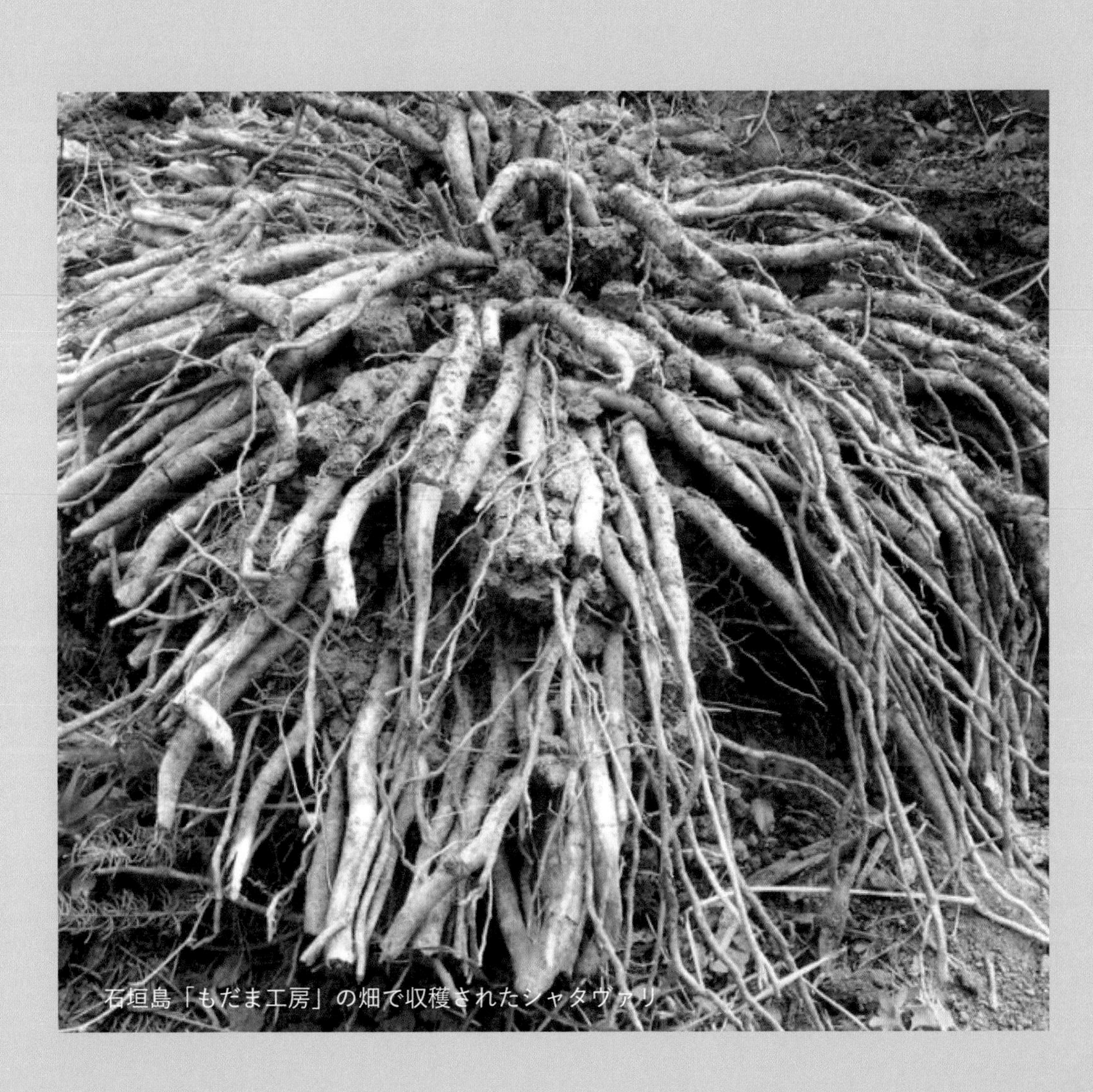
石垣島「もだま工房」の畑で収穫されたシャタヴァリ

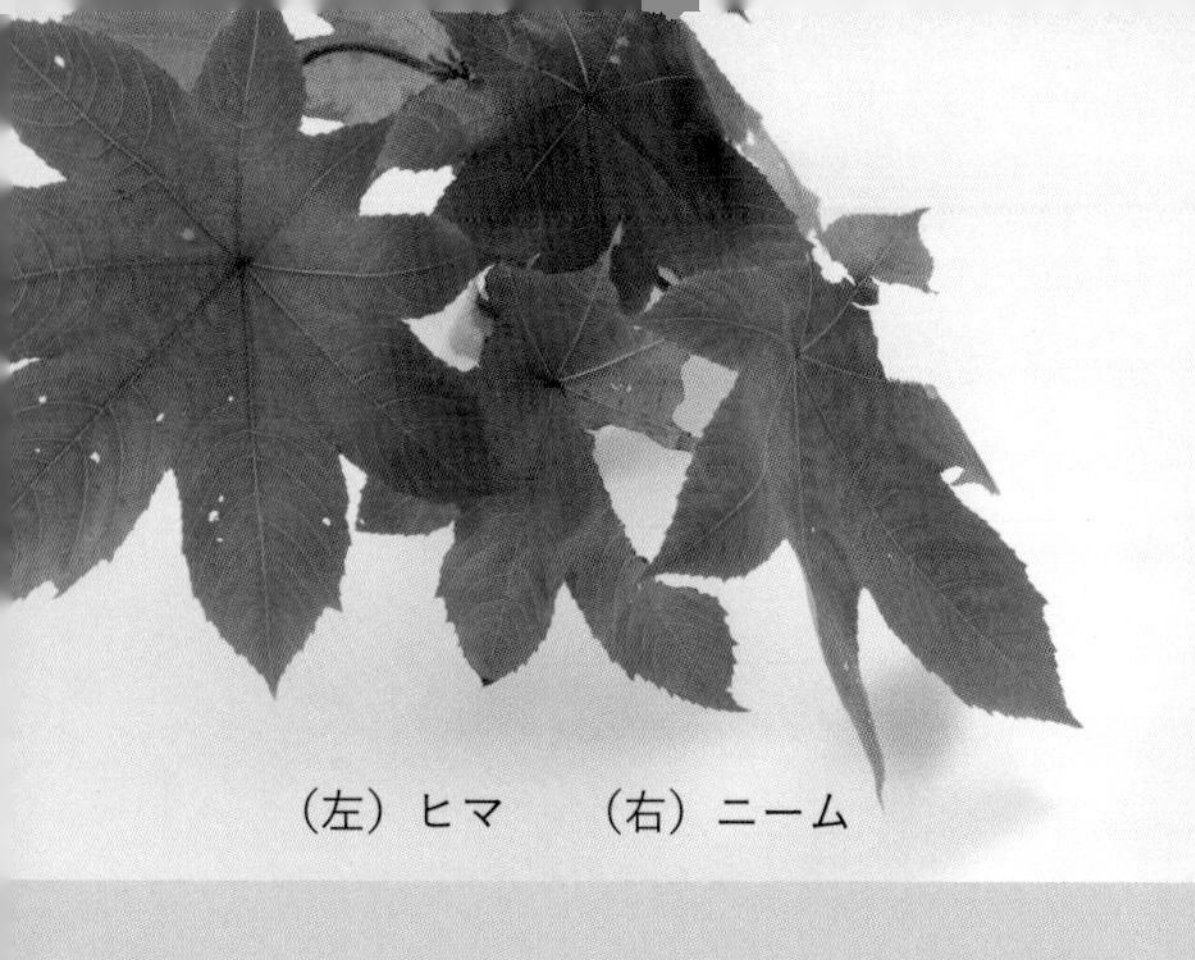
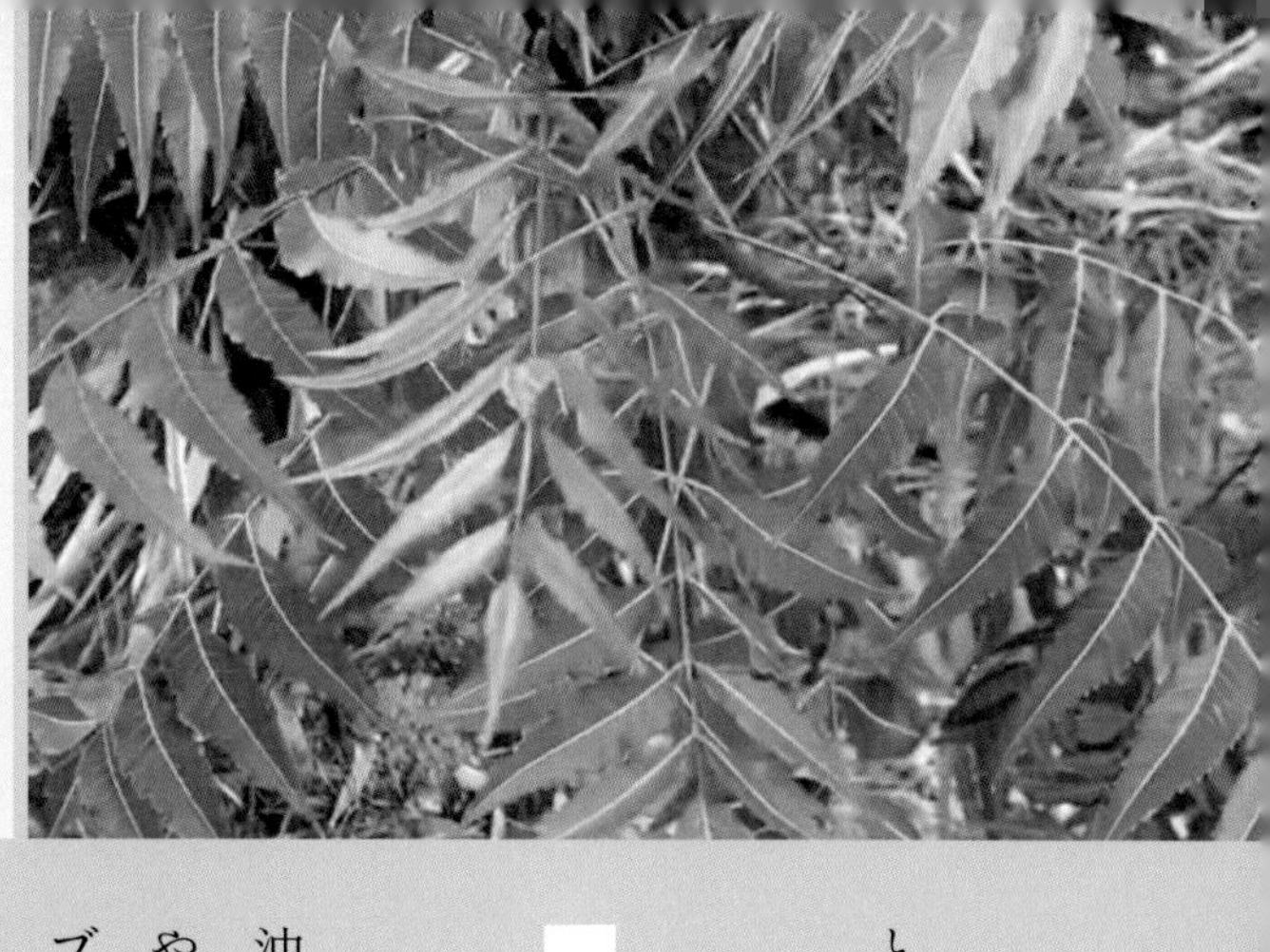
（左）ヒマ　（右）ニーム

砂糖やミルクと一緒に摂ると、吸収が良いとされています。

ヒマ（エーランダ）

アーユルヴェーダの薬理学によると属性は油性、鋭性、微細性、温性を持つので、冷えや乾燥が特徴のヴァータとカパに適したハーブです。

鎮痛、筋肉痛、腰痛、坐骨神経痛、リウマチにも良いと考えられています。鋭性により、便や血中の不用な固まりなどを粉砕、発汗促進などの作用が期待できます。

パトラピンダスヴェーダというアーユルヴェーダのトリートメントに欠かせないハーブでもあります。

種からはヒマシ油が取れますが、リシンという毒性の成分があるので注意する必要があります。そして、食用不可なハーブです。

ニーム（ニムバ）

ニームは種子・果実の仁・葉・花・樹皮など、あらゆる部分が薬として利用できると考えられています。

幹の樹皮は抗菌作用があり、葉や根の樹皮や若い果実はインドでは苦味強壮剤、歯肉疾患、糖尿病などに使われています。また、花は消化不良の緩和、実は瀉下・駆虫剤、小枝は　歯ブラシや爪楊枝のように使われています。

葉や種子からとれるニームオイルは抗菌、抗虫作用があるため、皮膚の腫瘍や潰瘍、湿疹に、入浴剤などとして外用され、リウマチや打ち身には湿布として使われています。

葉の付き方が左右非対称なのが特徴です。

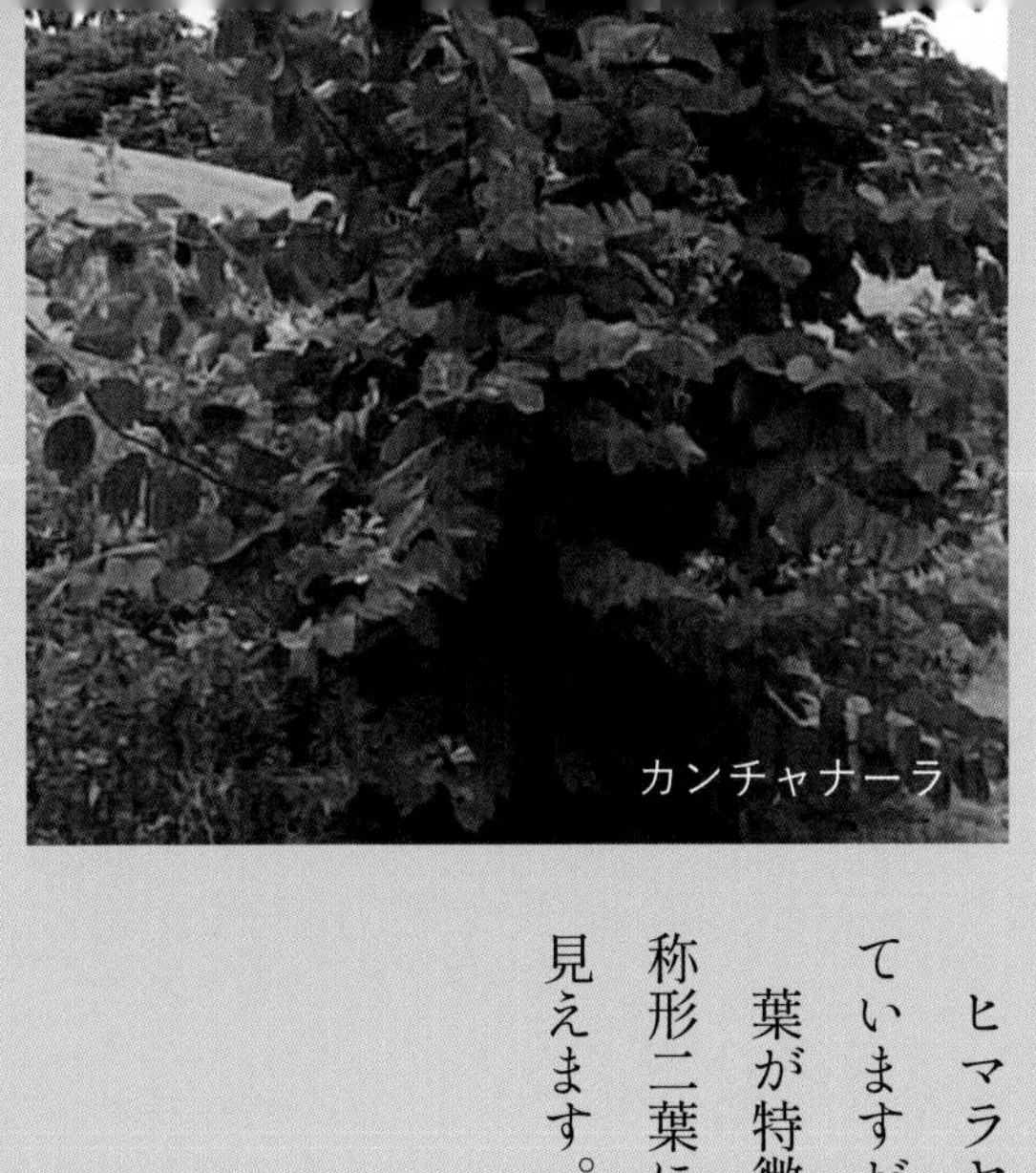

フイリソシンカ（カンチャナーラ）

アーユルヴェーダの薬理学によると乾燥性、軽性、冷性の性質を持ち、カパとピッタを鎮静すると言われています。

樹皮、花、根、つぼみ、樹脂、葉、種子がアーユルヴェーダの薬として使われ、腫瘍や子宮筋腫、嚢胞などに良い作用があると考えられています。

ヒマラヤ山脈の山麓、インド全土に生育していますが、沖縄でも見られます。

葉が特徴的で葉先の中央で区切れ、左右対称形二葉に分かれており、一見、ハート形に見えます。

スパイスを楽しもう

ここからは摂り過ぎた時の症状についても記載してあります。

黒胡椒（マリチャ）

一般的によく使われる黒胡椒ですが、スパイスの中でも強力な刺激作用があり、消化促進します。刺激が強いので摂り過ぎには気を付けましょう。

ハチミツと一緒に摂ると痰（たん）や鼻水を抑えるとされ、発熱や手足の冷えにも適応します。

スパイスカレーや肉料理に使うと、香り高くスパイシーな味わいを楽しむことができます。注意点としては、皮膚に炎症があったり、熱感がある、目が充血している時には避けた方が良いとされています。

クミン（ジーラカ）

独特の香りがあり、熱を加えるとよりいっそう香りが漂います。カレー粉にも使われており、消化力を高め、食欲を増進してくれます。また、腹痛や胃の痛み、吐き気の改善が期待できるとされ、胃腸のガス抜きにもお勧めです。

摂取にあたっては、妊娠中および授乳中の女性は避けた方が良いでしょう。また、セリ科の植物にアレルギーがある方は、蕁麻疹、喉のかゆみ、呼吸困難などアナフィラキシーショックを起こすこともあります。

コリアンダー（ダーニヤカ）

別名、エスニック料理で使われるパクチー、中国料理の香菜（シャンツァイ、チャ

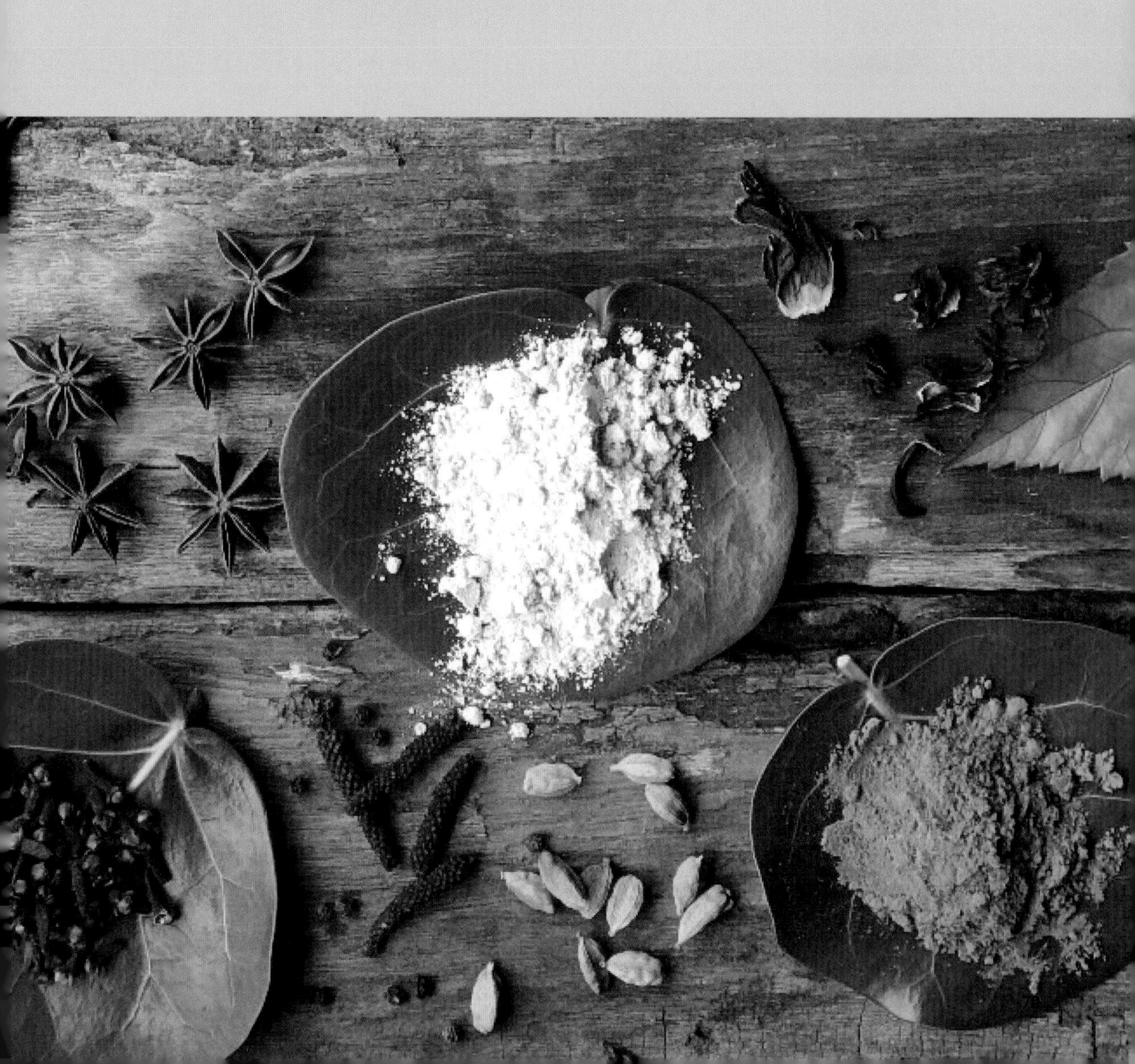

イニーズパセリ）と呼ばれます。

スープにしたり、葉の部分をサラダにして食べますが、体を冷ます作用があり、暑い時期にはコリアンダーシードやコリアンダーパウダーを水に入れて、冷浸水として飲むこともあります。また、消化促進作用や解毒が期待できます。

クローブ（和名・チョウジノキ）

和名では丁子（ちょうじ）と呼び、風邪や鼻炎、咳、気管支炎、消化不良に良いとされ、チャイや肉料理、ホットワインなどに入れるスパイスとしても知られています。

香りの主成分・オイゲノールは、肺、肝臓、皮膚に対する毒性があるとされるので、多量に用いると下痢や吐き気、麻痺、めまい、動悸、肝臓障害を引き起こすことがあり

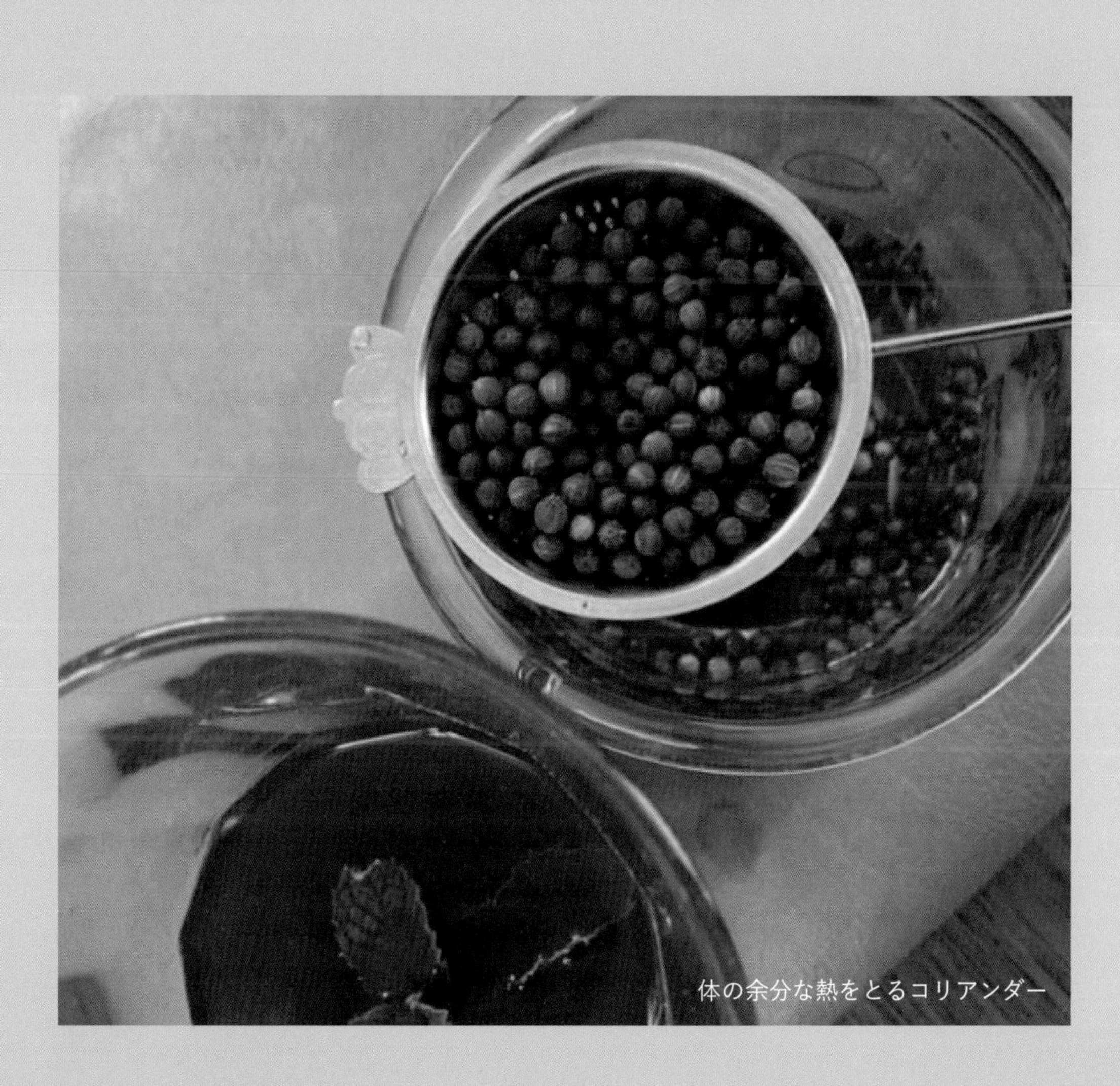
体の余分な熱をとるコリアンダー

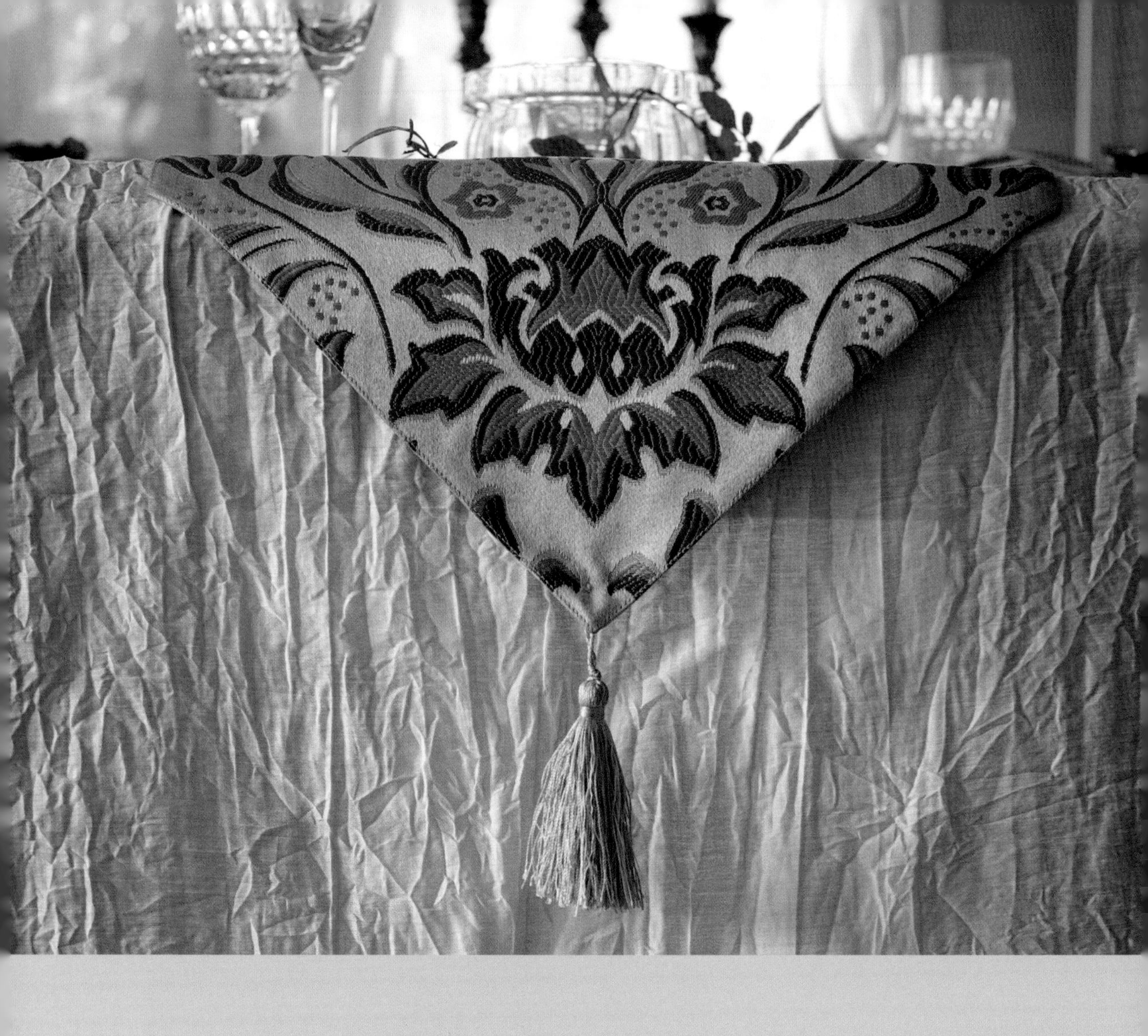

ます。特に、妊婦や授乳中の方、小さなお子さんは抑えるように注意してください。

カルダモン（和名・ショウズク）

インド原産でショウガ科に属し、さやを割ってその中の黒い種子を使いますが、爽やかな風味で刺激やリフレッシュ作用があり消化を促してくれます。特に、子供やヴァータ体質の神経性の消化不良に適するとされています。

牛乳、ギー、カルダモンを混ぜたドリンクは精力をつけ、コーヒーに入れるとカフェインを中和するとされています。

ただし、過剰に摂取すると、消化機能を阻害してしまう恐れがあります。これはカルダモンの持つ効能に、胃の粘膜を鎮静化させたり、過度な胃酸の分泌を防ぐ効能が影響するからです。特に胆石や胆のう疾患の方は注意が必要です。

サフラン

高価なスパイスの一つとして知られ、スペイン料理のパエリアや洋風の魚介スープ・ブイヤベースなどにも使われます。

どのドーシャも鎮静化してくれますし、皮膚や顔色を良くし、女性にとっては生理痛や月経不順の改善に役立つとされています。精力や免疫力が低下した場合は、ホットミルクに一つまみ入れて飲むこともあります。

しかし、大量に摂取すると催眠作用のほかにも流産を引き起こすことがあるとされているため、注意しましょう。

また、皮膚や粘膜が黄色くなる、嘔吐、めまい、血便、血尿、尿毒症による衰弱のほかにも、鼻や唇、眼の縁、子宮からの出血、しびれ感を引き起こす場合もあります。

果物や野菜をアーユルヴェーダの視点から見る

ブドウ

アーユルヴェーダではブドウはサットヴァ（純質）を増やすため、有益な食べ物としています。ドーシャへの影響としてはヴァータとピッタを鎮静すると考えられています。

心臓を丈夫にし、血液組織に良く、滋養強壮作用があり、強精剤になるとされ、利尿作用、催下作用があり、便秘の方にお勧めです。また、脳の働きを良くし精神を落ち着かせるとも考えられ、咳や呼吸困難、灼熱（しゃくねつ）感を軽減するとされています。

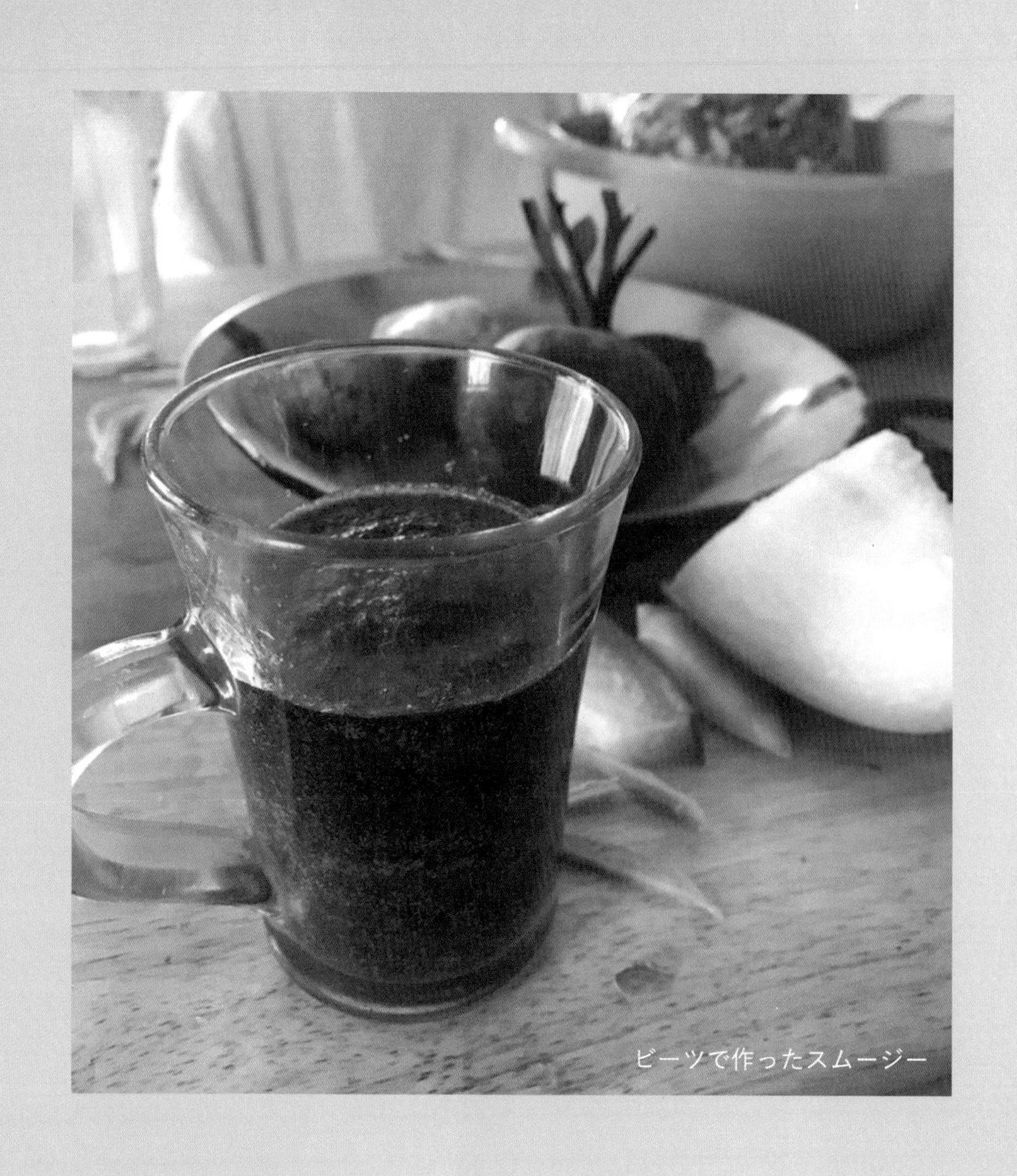
ビーツで作ったスムージー

最近、種なしブドウをよく見かけますがアーユルヴェーダは種があるブドウを食べる事を勧めています。
ブドウジュースでも良いですが、元々、便通の良い方は軟便か下痢をする可能性があります。

ビーツ

カットすると赤い汁が出てきますが、その色も含めて「食べる輸血」と言われるほど、鉄分や葉酸など、血液に有効な栄養素が多く、貧血や月経時の女性にはお勧めです。ほかに整腸作用、免疫力の強化を期待できると考えられています。

世界でも有名なスープ、ロシア料理のボルシチに使われています。インドでは体調不良時の滋養食として食され、ヴァータ、ピッタを鎮静します。

ザクロ

子孫繁栄をあらわす縁起の良い果実。

アーユルヴェーダではヴァータ、ピッタ、カパのどのドーシャも鎮静させ、特にピッタを鎮静させるといわれています。ただし、酸味が強い品種はピッタを増大させてしまいます。

果実は催下作用、利尿作用、貧血、口渇、灼熱感がある時に食べると良いとされ、果実の皮は、消化の促進作用、心臓や喉の痛みにも良いとされています。ギリシャ、中国、エジプト、アラビアなど多くの古代医学で浄血作用があるとされていたようです。

また、根皮（根の樹皮の部分）には強力な駆虫作用があり、生のジュースには強力な強壮作用、血液をきれいにする作用があり、ピッタに良い働きをするとされています。

バナナ

カリウムが豊富なことで知られているバナナですが、強精作用があって、筋肉や神経、生殖器官を強化するとされています。

通常は熟しているバナナを食べますが、ヴァータを減らし、ピッタとカパを増やします。熟していない場合は、逆にヴァータを増やし、ピッタとカパを減らします。

アーユルヴェーダでは、バナナを食べて一時間以内に液体を摂ること、夜に食べること、ミルクやヨーグルトと一緒に食べることを避けるようにと言われています。発熱・浮腫・嘔吐・痰を伴う咳・鼻炎がある場合には、バナナを食べることはお勧めできませ

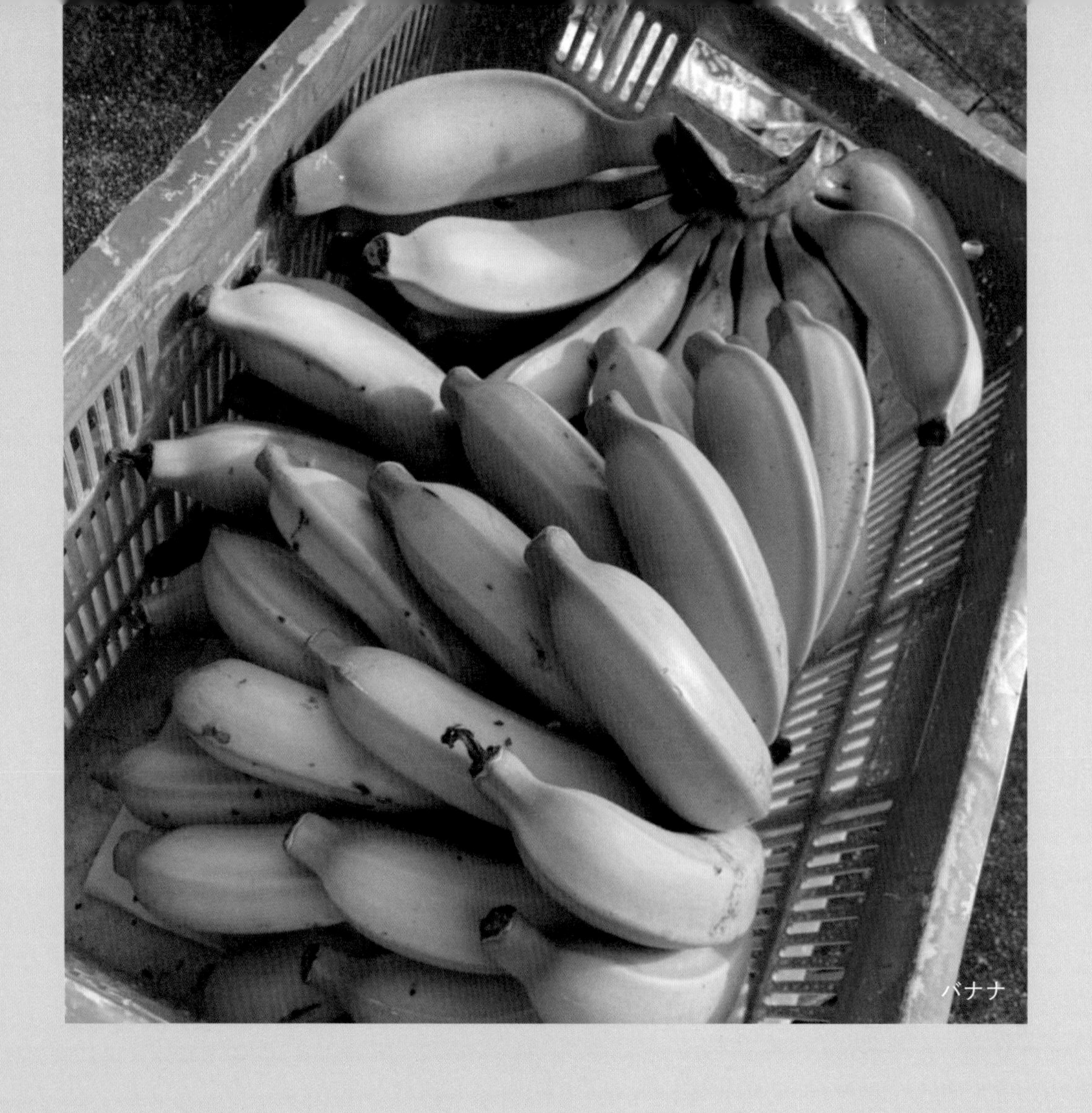

ん。バナナがカパを増やし、症状を悪化させると考えられているからです。

沖縄伝統野菜28種

イーチョーバー、ウンチェー、オオタニワタリ、カンダバー、クヮンソウ、ゴーヤー、サクナ、シカクマメ、シブイ、島カボチャ、島ダイコン、シマナー、島ニンジン、島ラッキョウ、ターンム、チシャナバー、ナーベーラー、ニガナ、ノビル、葉ニンニク、ハンダマ、フーチバー、フーロー豆、紅イモ、モーウイ、野菜パパイヤ、ヤマン、ンスナバー

沖縄には古くから栽培されてきた「島野菜」があり、沖縄県では28種類を指定しています。実は、その中のゴーヤーやシブイ（トウガン）はインドや東南アジア原産です。ト

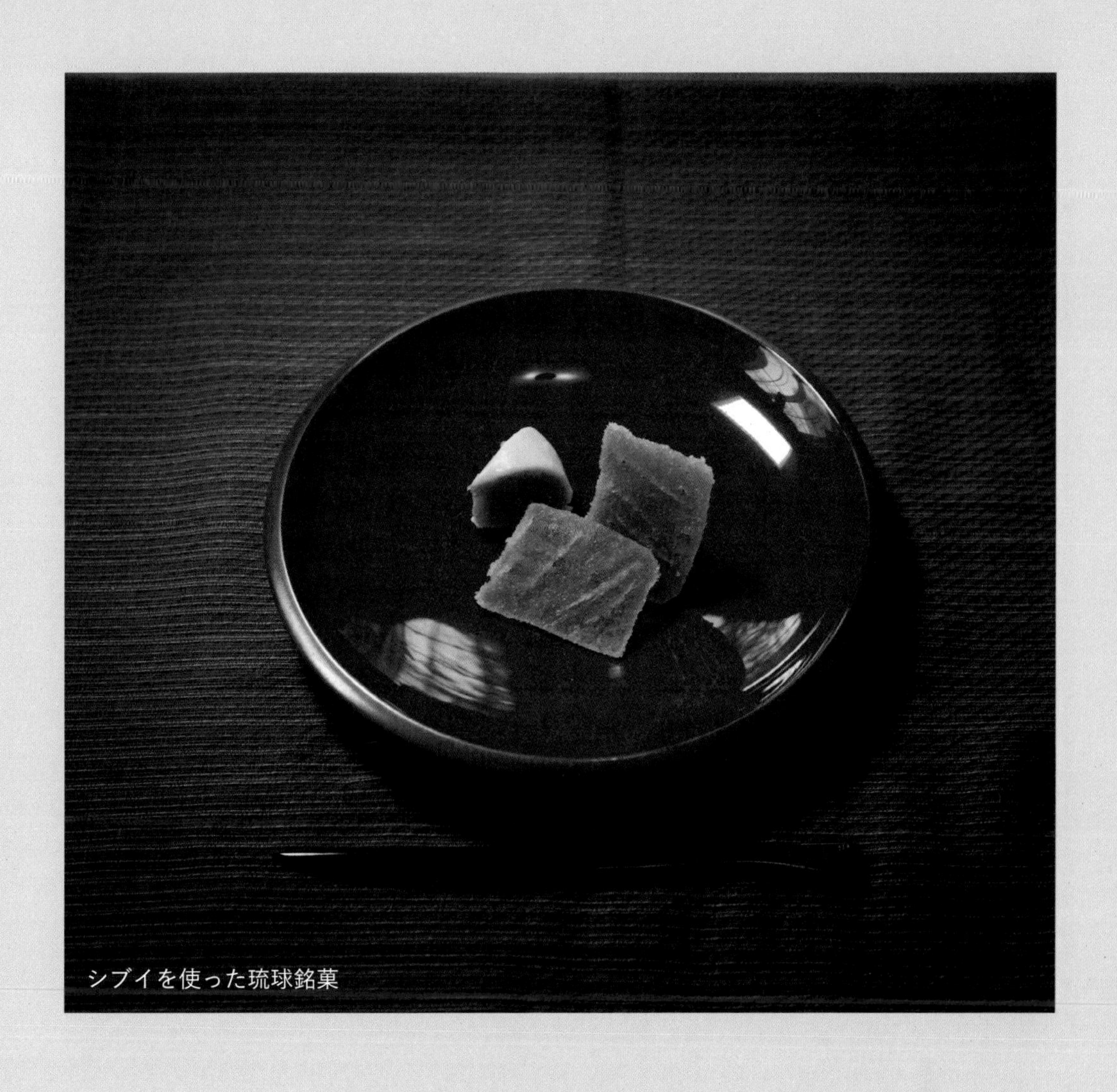
シブイを使った琉球銘菓

ウガンは利尿作用があり、知性を高め、認知症を予防するとも言われています。アーユルヴェーダでは主に治療薬の材料としてとても珍重されている野菜です。

トウガンは琉球料理では欠かせない食材で、テビチやソーキといった肉と合わせた汁物にしてよく食べられていますが、昆布を入れることで栄養バランスがとれ、暑い沖縄ならではの夏の疲労感を取り去ります。

アーユルヴェーダでも、「肉のスープを取ると滋養を高め、疲労を取り去る」と古典書に書かれていることから、トウガンと肉の組み合わせは合致するところがあります。伝統菓子としてトウガンの砂糖漬けもありますが、アーユルヴェーダでもトウガンを煮詰めて、舐め剤として使われています。

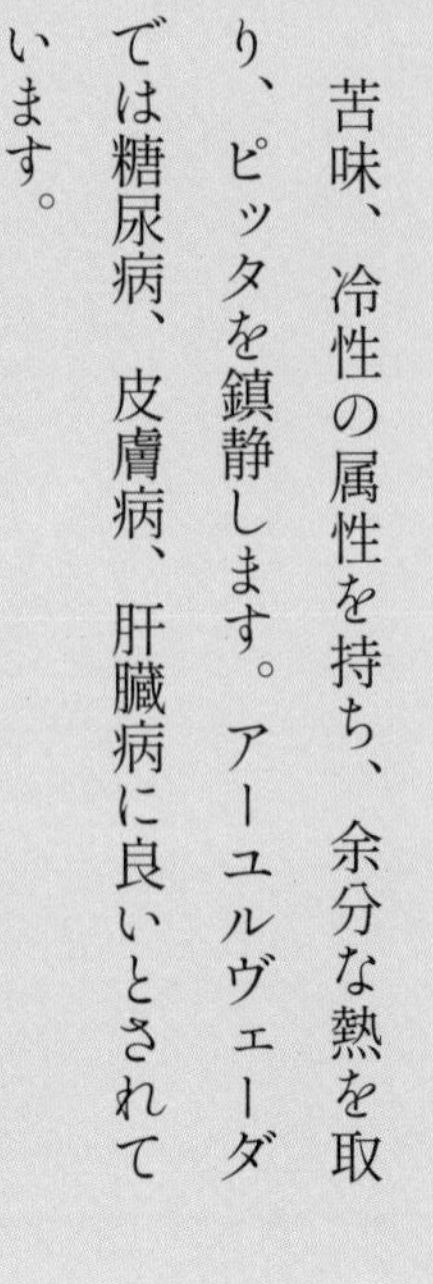

ゴーヤー

苦味、冷性の属性を持ち、余分な熱を取り、ピッタを鎮静します。アーユルヴェーダでは糖尿病、皮膚病、肝臓病に良いとされています。

「本草綱目」では「苦瓜には邪熱を除き、労乏を解き、清心明白」の効用があり、種には強壮作用もあるとされるなど、その薬効は古くから知られています。現代の栄養学から健胃、整腸、糖尿病の予防、美肌が期待できます。

また、ゴーヤーにはリノレン酸という成分が含まれており、脂肪燃焼作用、ビタミンCにより免疫力を高める苦味成分「チャランチン」や「モモルデシン」は、血糖値を下げると考えられ、急激な血糖値の上昇を抑えることが可能とされています。

トウガン

奈良時代、インドや東南アジアから中国を経由して日本にやってきたといわれています。アーユルヴェーダでは、ヴァータ、ピッタ、カパを鎮静、特にヴァータとピッタに良いと考えられています。

食事以外の使い方として、ハーブ類と煮詰めた舐め剤（ジャム状にした薬）として使います。また、知性を高め、身体の余分な熱をとる、利尿作用、尿路結石、糖尿病、排泄を整える、痛みと乾燥の緩和、疲労回復が期待できます。

現代の栄養学から見ると、冬瓜は全体の95％が水分で、繊維質を多く含み低カロリーです。サポニンを含み、中性脂肪を分解しコルステロールを下げ、糖と脂肪の吸収も抑えるのでダイエット食に向いているとされています。ほかにも、腸の働きを良くし便秘の改

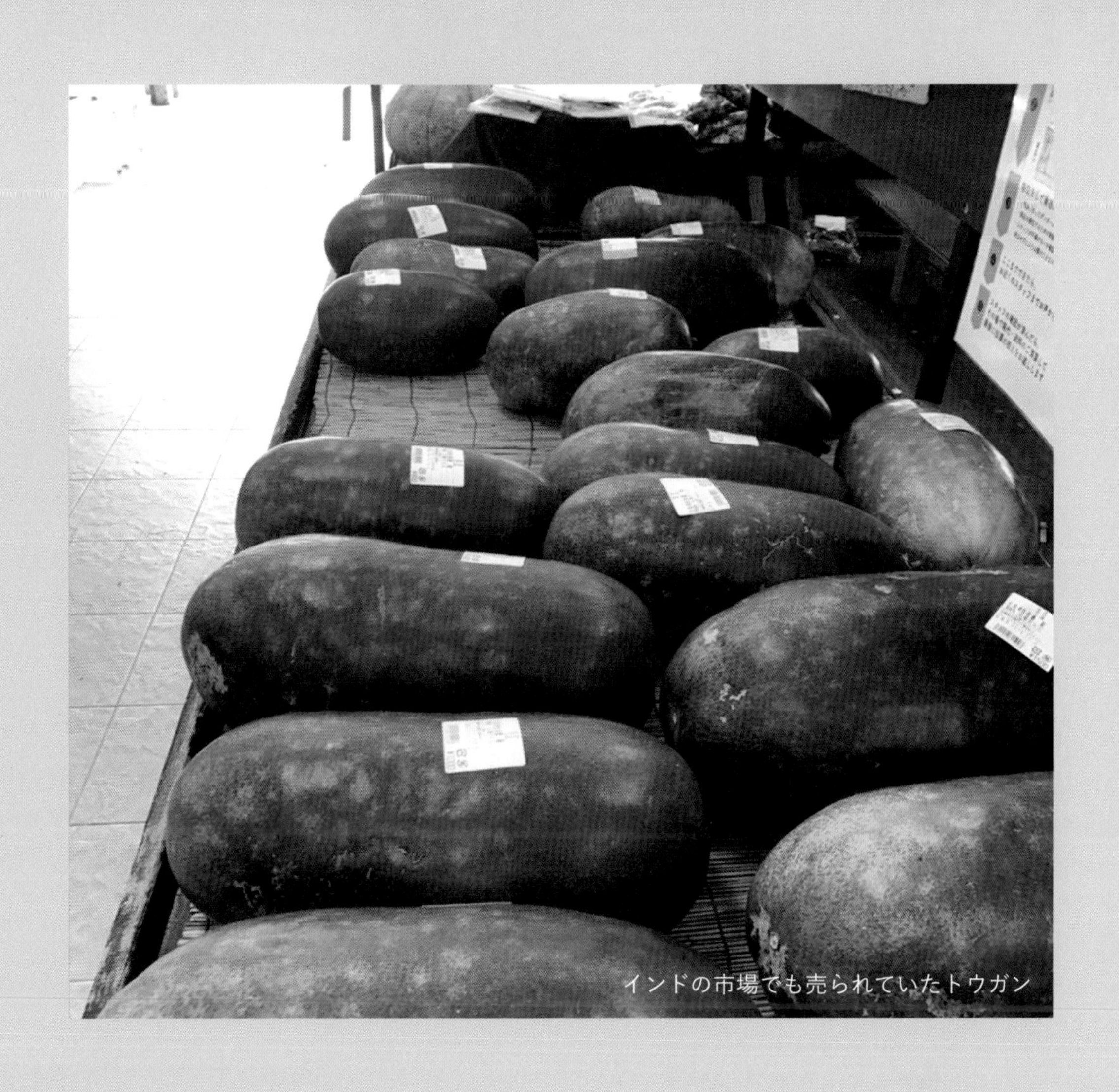
インドの市場でも売られていたトウガン

善、ビタミンCにより、美肌、風邪の予防、カリウムにより利尿を促進し、むくみの軽減が期待できます。

ハーブティーにお勧め 沖縄に育つ アーユルヴェーダハーブ

ウイキョウ（フェンネル）

独特の香りが特徴で魚料理のにおい消しとして使われたり、天ぷらにしてもおいしくいただけます。沖縄では「イーチョーバー」と呼ばれ、古くから胃腸に良いとされ、風邪の予防や喉が痛い時にも食されてきました。

一般的には「フェンネル」と言われていますが、アーユルヴェーダではお腹のガスをとるハーブとして知られ、全てのドーシャを鎮

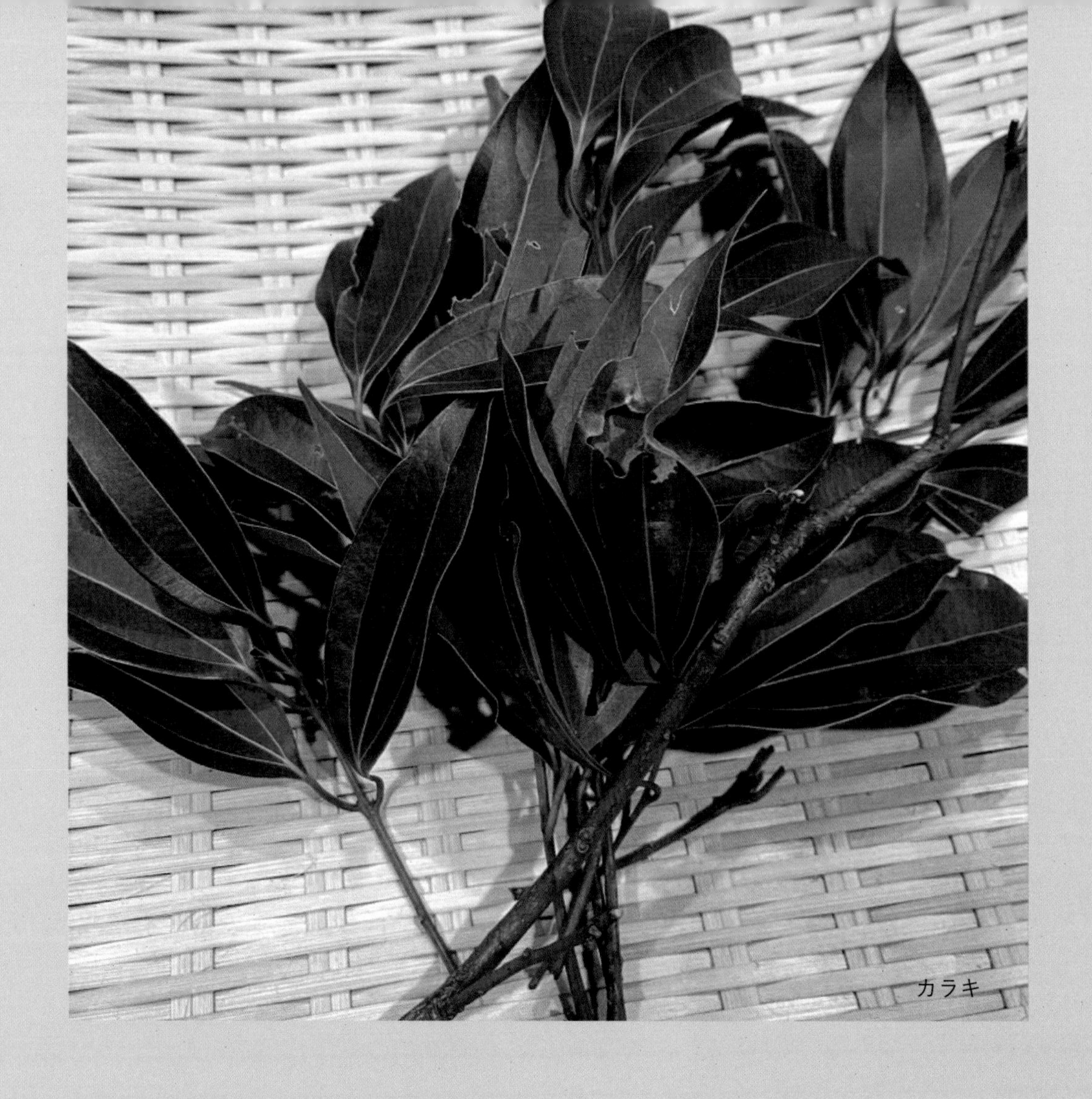
カラキ

めるとされています。

女性にとっては、月経不順、授乳期の母乳の分泌を順調にすると言われていますが、女性ホルモンに影響するので、妊婦の方や婦人科系の疾患がある方は主治医に相談してから摂るようにしてください。

沖縄ニッケイ（カラキ）

琉球列島固有の植物で、沖縄シナモンとも言われます。インドやスリランカのシナモンと代用できるのではと話題の植物です。沖縄本島北部の年配の方は、子供のころに、甘い汁を飲んでおやつ替わりとして噛んだりしていたそうです。樹皮や根皮は薬用、香辛料として使われ、桂皮から油を取っていたと言われています。

鎮静作用や冷え性改善、解熱作用があると

され、数年前には琉球大学と北里大学の研究で、成分の「カテキン三量体」に感染抑制効果があるとの発表もあり、期待が高まっています。

クヮンソウ（和名・アキノワスレグサ、トキワカンゾウ）

沖縄では別名ニーブイ（「眠い」という意味の沖縄の方言）草と言われ、昔から風邪気味や病み上がりの時にクヮンソウの花や茎を肉と一緒に煮込んだ汁物を取ると元気になると言い伝えられています。

クヮンソウには血行促進作用があり、副交感神経を優位にするほか、茎から抽出する有効成分・ヒプノカリスにより入眠促進、中途覚醒減少、熟睡感、鎮静、ストレス抑制などが研究報告されています。

私が運営するスパでもできるだけ自然に近い形で睡眠の質を改善していただきたいという考えから、クヮンソウのお茶を提供して好評を得ています。数ある植物の中でその有効成分に気づき、料理に使ったという沖縄の先人の知恵に驚くばかりです。

Chapter 5

メディテーション

「瞑想」を意味するメディテーション。

「瞑想とは、川の水の流れのごとく絶えることのない知覚や思考の流れである」

——スワーミー・ヴィシュヌ・デヴァナンダ

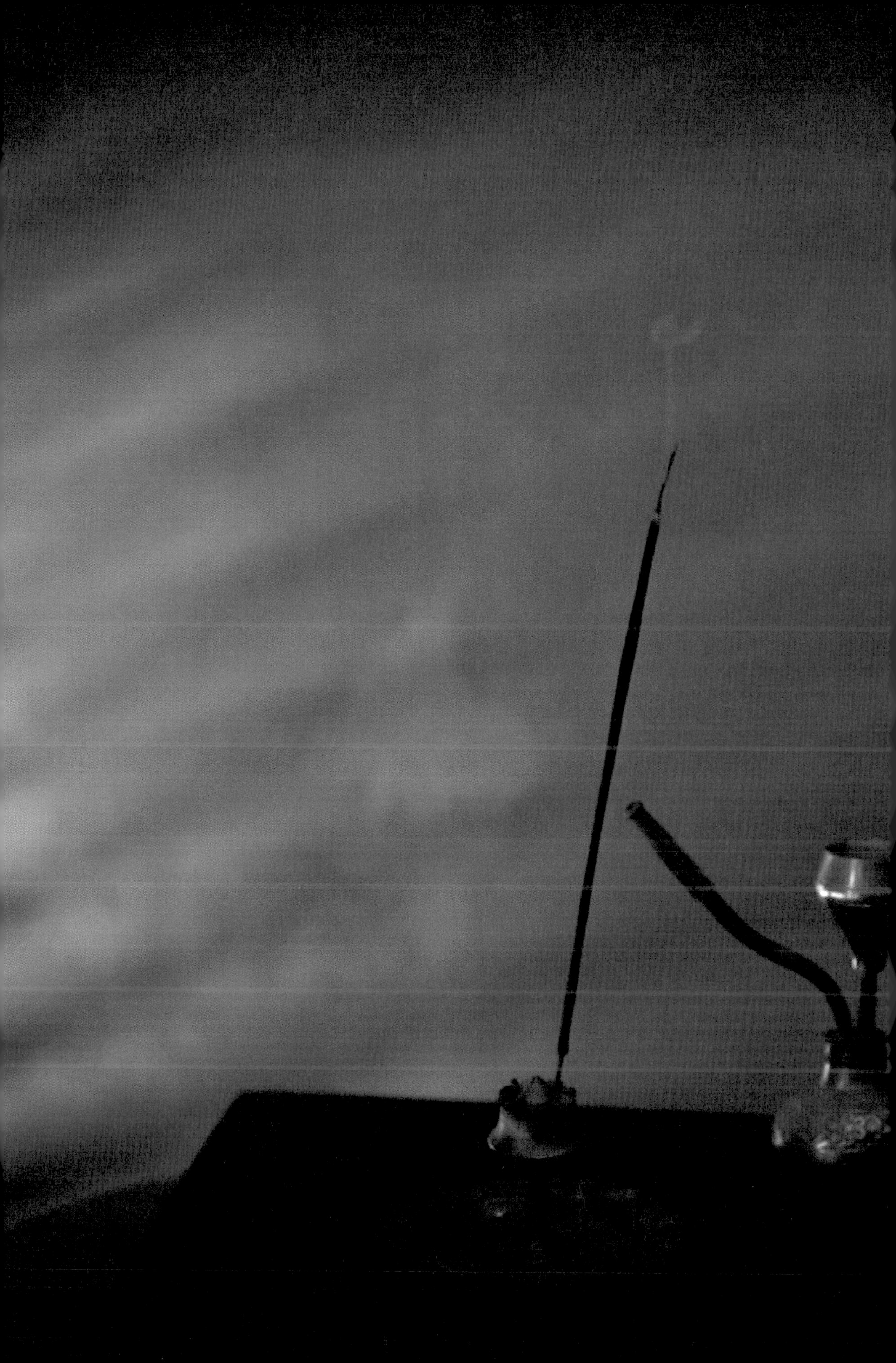

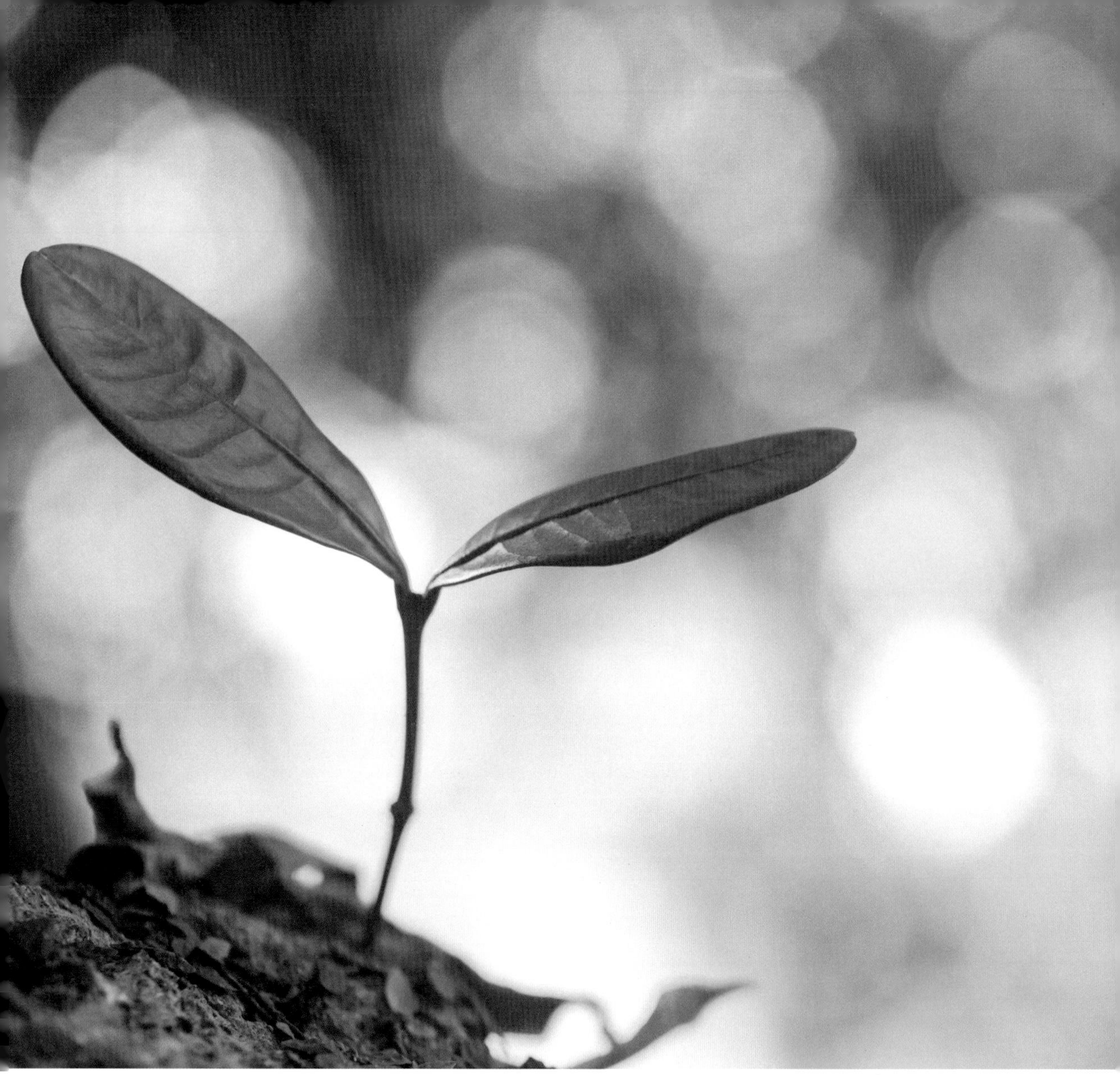

自分のペースでできる健康法

アーユルヴェーダの古典書「スシュルタ・サンヒター」における健康の定義」には、心身健やかでいることについて五点が記されています。

1 トリドーシャ（ヴァータ＝運動、循環、ピッタ＝消化、代謝、カパ＝安定、維持）のバランスが保たれていること
2 アグニ（消化力）が正常であること
3 ダートゥ（身体構成要素）が正常であること
4 マラ（老廃物）の生成と排出が正常であること
5 ダートゥ（七つの身体構成要素）、五つの感覚器官、五つの運動器官、精神が至福に満ち足りていること。5はアーユルヴェーダ独特の考えで、5には「ヨーガの教え」も含まれる

アーユルヴェーダでは、人間が持つ五つの感覚器官（視覚、嗅覚、聴覚、味覚、触覚）と五つの運動器官を十頭の馬に例えます。御者は自分、手綱は思考、馬車を肉体に例えています。私達は感覚器官によってさまざまな情報を得、食事を味わいながら生きていますが、一方で、さまざまな情報に惑わされ、食べ物を味わうことなく、無気力に生きているという場合もあります。

思考により、十の器官をコントロールしているのは自分自身です。人間の運動器官に例えた馬をうまく導くためには、手綱、つまり思考の調整が必要ですが、うまくできなければ十頭の馬はそれぞれが別の方向を向き、暴走してしまうことになります。そうなると馬車（肉体）は傷つき、ついには壊れ、御者はケガをする、もしくは命を失うことになる可能性もあります。私達の大切な各器官を正常に保つことができるのは自分自身なのです。

しかし、それは簡単なようで非常に難しいですね。そこで、お勧めしたいのがメディテーション（瞑想）やヨーガ。どこでもいつでも行うことができ、自分のペースでお金をかけなくてもできる素晴らしい健康法です。

瞑想やヨーガは時空を超えて

私達は朝、眠りから覚めて目を開いた時から就寝までの間、いろいろなものを見たり、聴いたりしていますが、アーユルヴェーダでは感覚器官を使い過ぎるとその器官の悪化を起こすと考えられています。それによって脳や身体の疲弊につながってしまうこともあります。思考がからまって辛い時、イライラしている時、不安や緊張が増してドキドキしている時など心が落ち着かない場合はもちろん、正常な状態でもいつでも行える呼吸法こそ、瞑想＝メディテーションです。

　いろいろなやり方、考え方がありますが自分にあったやり方を見つけてみましょう。目的は「自分の中の騒いでいる、乱れている、悲しんでいる心を落ち着かせること」なのですから。

　次に挙げるのは呼吸法の一例です。

1　早朝、窓を開けて、太陽を浴びながら深い呼吸を繰り返します。

呼吸法は、鼻からゆっくり吸って、鼻からゆっくり細く長く息を吐いて、目を閉じて何も考えないようにしましょう。「朝日を浴びて気持ちいい」「深く呼吸し、酸素を体に取り込むことは心地よい」などを意識化することで、「気持ち良い」ことをしているという満足感を得ることができます。

2　目を閉じたまま、口角を上げて微笑んでみましょう。

3　吸う時に自然にお腹を膨らませ、吐くときにお腹を徐々にへこませてぺちゃんこにしてみましょう。息を吐き切ることで、たくさんの空気を吸い込むことができるようになります。

意識にアプローチするヨーガ

　ヨーガはサンスクリット語の「ユジュナ（つなぐ）」「ユクティ（方法）」が語源となっています。

　「自然と自分をつなぎ、自分と宇宙が一体になる」手段が「ヨーガ」とされています。

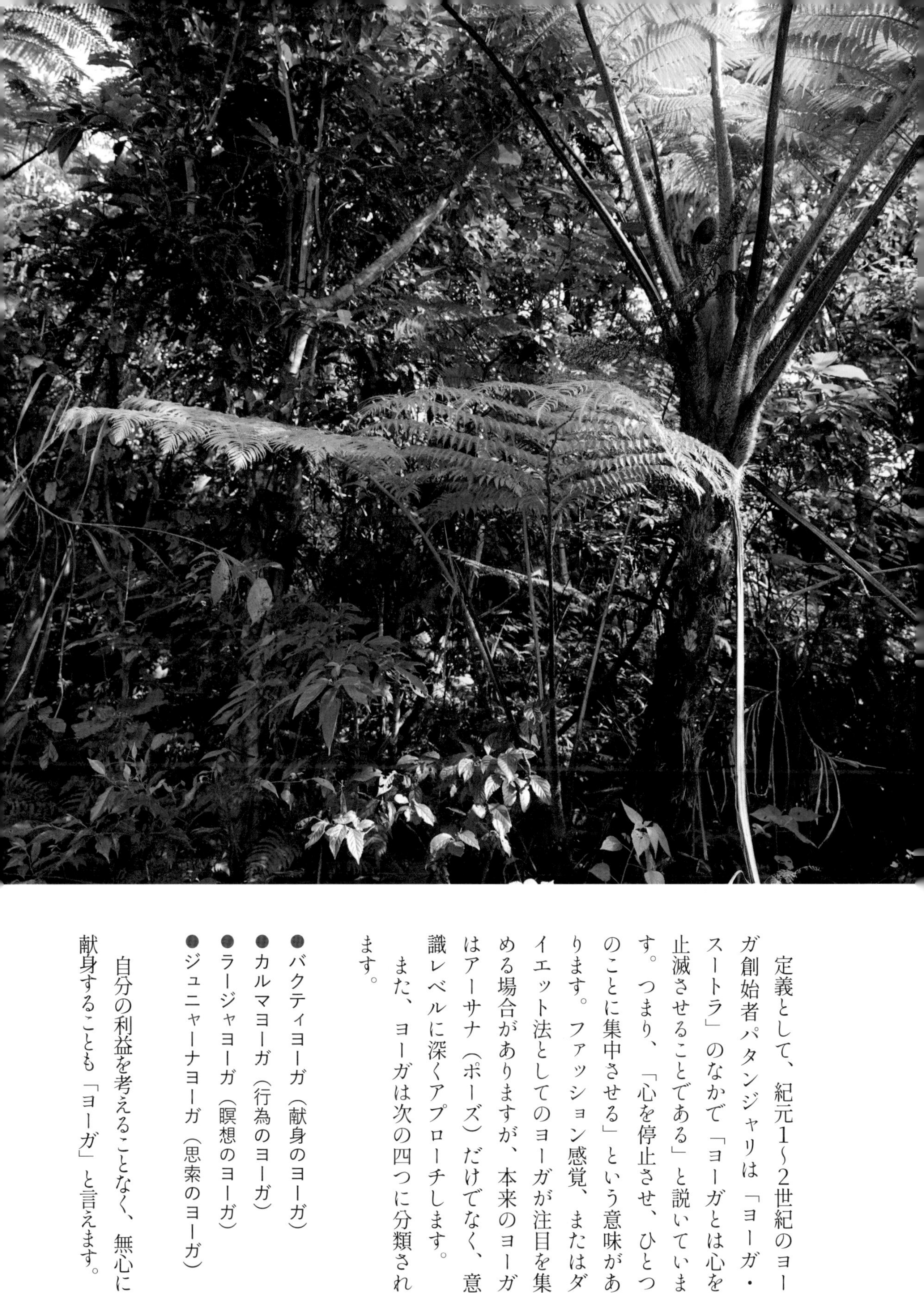

定義として、紀元1～2世紀のヨーガ創始者パタンジャリは「ヨーガ・スートラ」のなかで「ヨーガとは心を止滅させることである」と説いています。つまり、「心を停止させ、ひとつのことに集中させる」という意味があります。ファッション感覚、またはダイエット法としてのヨーガが注目を集める場合がありますが、本来のヨーガはアーサナ（ポーズ）だけでなく、意識レベルに深くアプローチします。

また、ヨーガは次の四つに分類されます。

- バクティヨーガ（献身のヨーガ）
- カルマヨーガ（行為のヨーガ）
- ラージャヨーガ（瞑想のヨーガ）
- ジュニャーナヨーガ（思索のヨーガ）

自分の利益を考えることなく、無心に献身することも「ヨーガ」と言えます。

❶タダーサナ
（山のポーズ）
⓬タダーサナ
（山のポーズ）
❷ウールドヴァ・ハスターサナ
（両手を強く上に伸ばすポーズ）
❸ウッターナーサナ
（前屈）
❹アルダ・
ウッターナーサナ
（半分の前屈）
❺クンバカーサナ
（板のポーズ）
❻チャトランガ・
ダンダアーサナ
（四肢で支える
杖のポーズ）
❼ウルドワ・ムカ・
シュバナーサナ
（上向きの犬のポーズ）
❽アド・ムカ・
シュバーナーサナ
（下向きの犬の
ポーズ）
❾アルダ・
ウッターナーサナ
（半分の前屈）
❿ウッターナーサナ
（前屈）
⓫ウールドヴァ・
ハスターサナ
（両手を強く上に
伸ばすポーズ）
Surya Namaskar

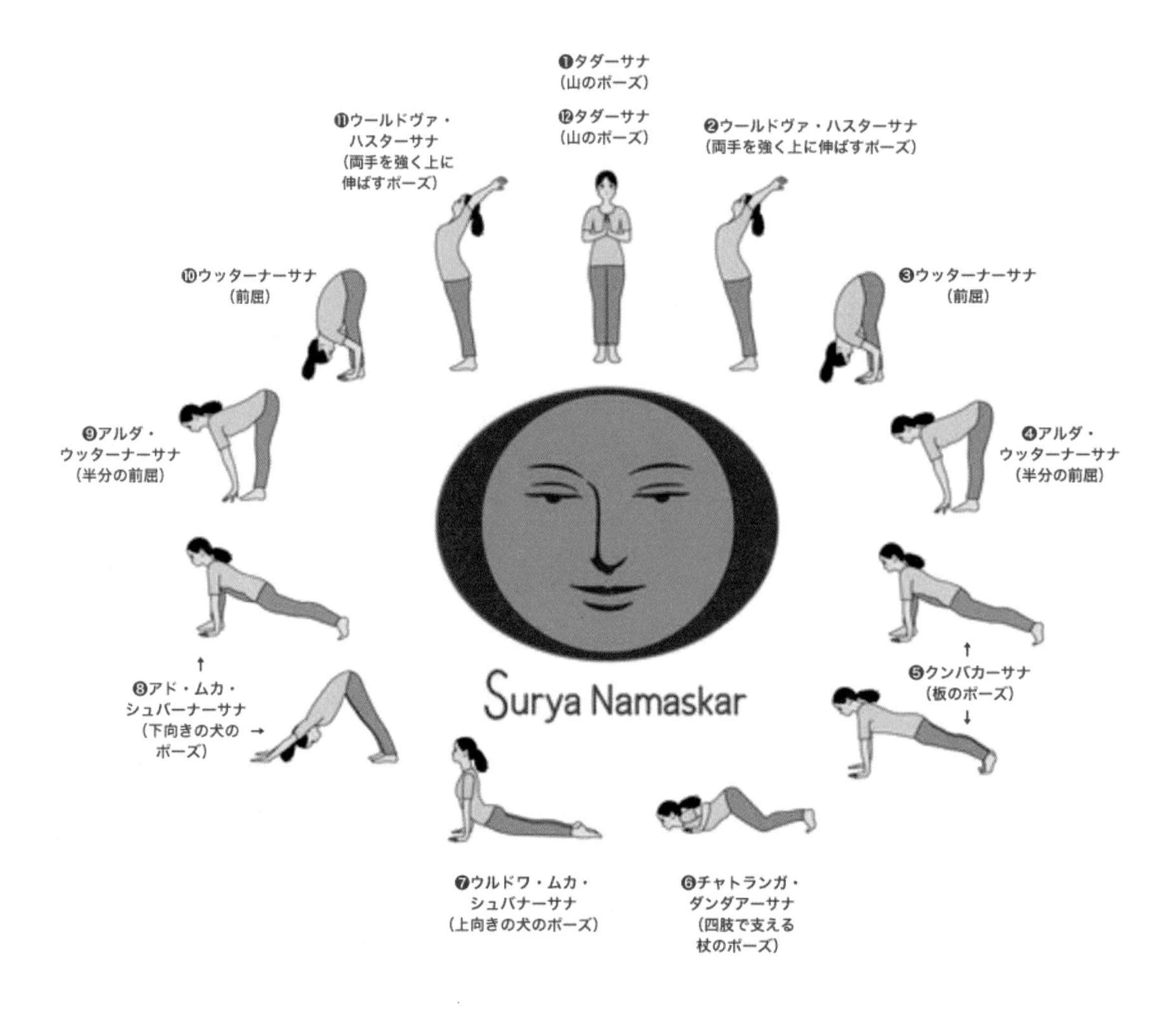

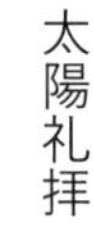

太陽礼拝

太陽礼拝はヨーガのポーズで、サンスクリット語で「スーリヤ（太陽）・ナマスカーラ（礼拝）」と呼ばれています。基本的に12の動作から成り、太陽が12カ月かけて天体の位置を示す黄道十二宮を巡ることに由来しています。息を吸いながら1動作、吐きながら1動作というように、呼吸に意識を向けてゆっくりとした動きを行うことで全身の筋肉がほぐれ、柔軟性が高まります。日々、行うと、自分自身を内観でき、心の安定を維持することができます。

人体五臓論

人体は五つの鞘

● 食物鞘　● 生気鞘　● 意思鞘

● 理知鞘　● 歓喜鞘

紀元前100年ごろの古ウパニシャッド聖典のひとつ、
タイッティリーヤ・ウパニシャッドでは、
五臓からなる人間存在を系統的に解説している。

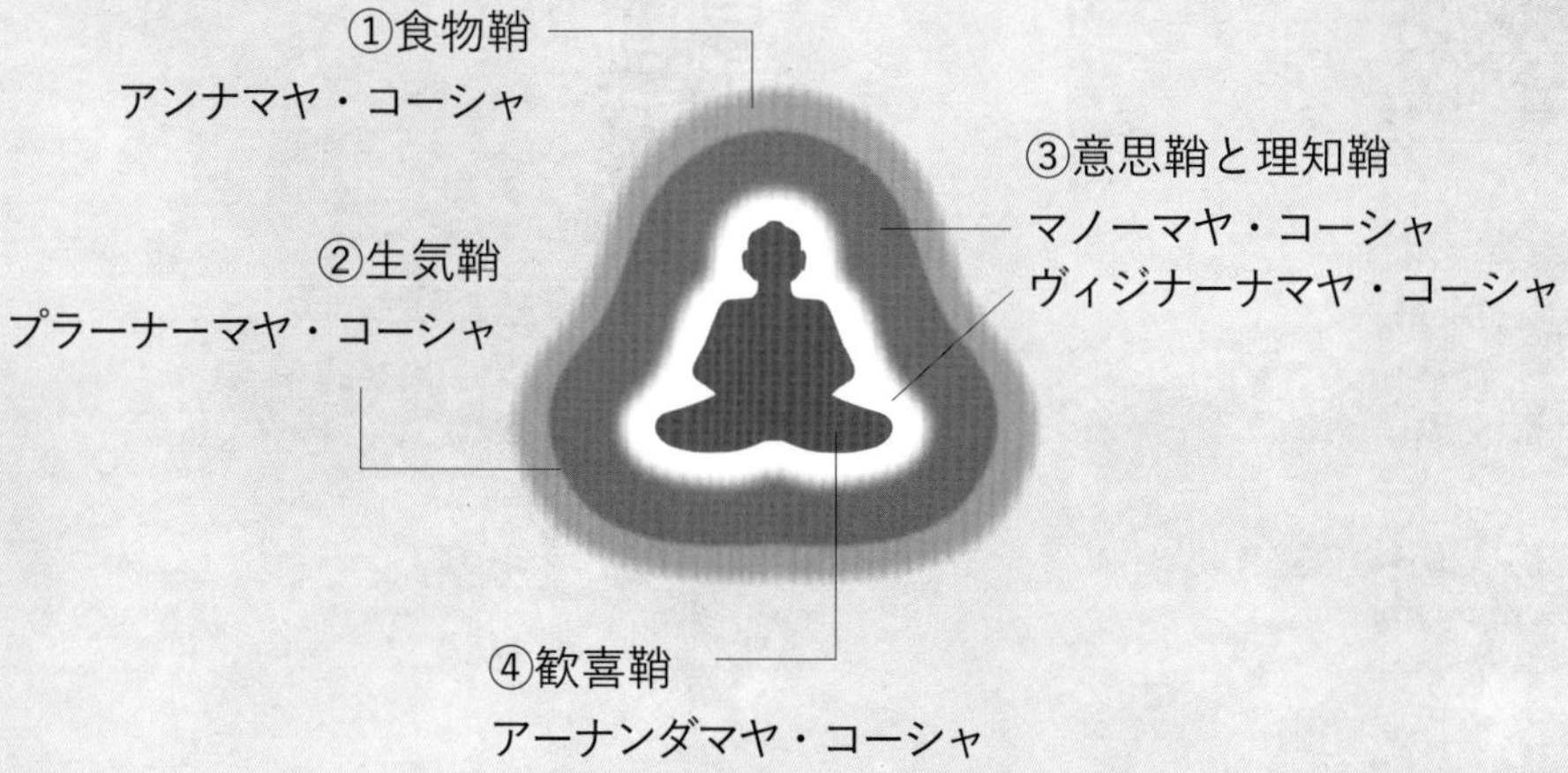

①食物鞘
アンナマヤ・コーシャ

②生気鞘
プラーナーマヤ・コーシャ

③意思鞘と理知鞘
マノーマヤ・コーシャ
ヴィジナーナマヤ・コーシャ

④歓喜鞘
アーナンダマヤ・コーシャ

①食物鞘→物質　②生気鞘→エネルギー
③意思鞘と理知鞘→変換　④歓喜鞘→情報

これらが純粋潜在力の場である自身（アートマン）を
包んでいると考えられている

からなり、内側から具象化されていくという考えで、鞘の中心にアートマン（個我）が存在し、それが宇宙の意識（大我）とつながっていると考えます。

ヨーガは大我と個我をつなぐ方法・手段なのです。自身の各鞘を客観視して、その働きを制御できる力を身に付けること。これは伝統的なラージャ・ヨーガの修行であり、真の自己発見法と考えられています。このような修行によって、ヨーガ行者は、自信が真我（アートマン）としての存在であることを確信し、大宇宙に満ちる絶対者・ブラフマンとも合一し、調和世界に入るのです。

アーユルヴェーダ内科医・チャラカは、「これこそ究極の健康」として多くの伝統的ヨーガの概念を解説していました。

Chapter 6

施術

アーユルヴェーダの代表的な施術として「アビヤンガ」「シローダーラー」があります。長年受け継がれてきた施術によって心は鎮静され、体は滋養されます。

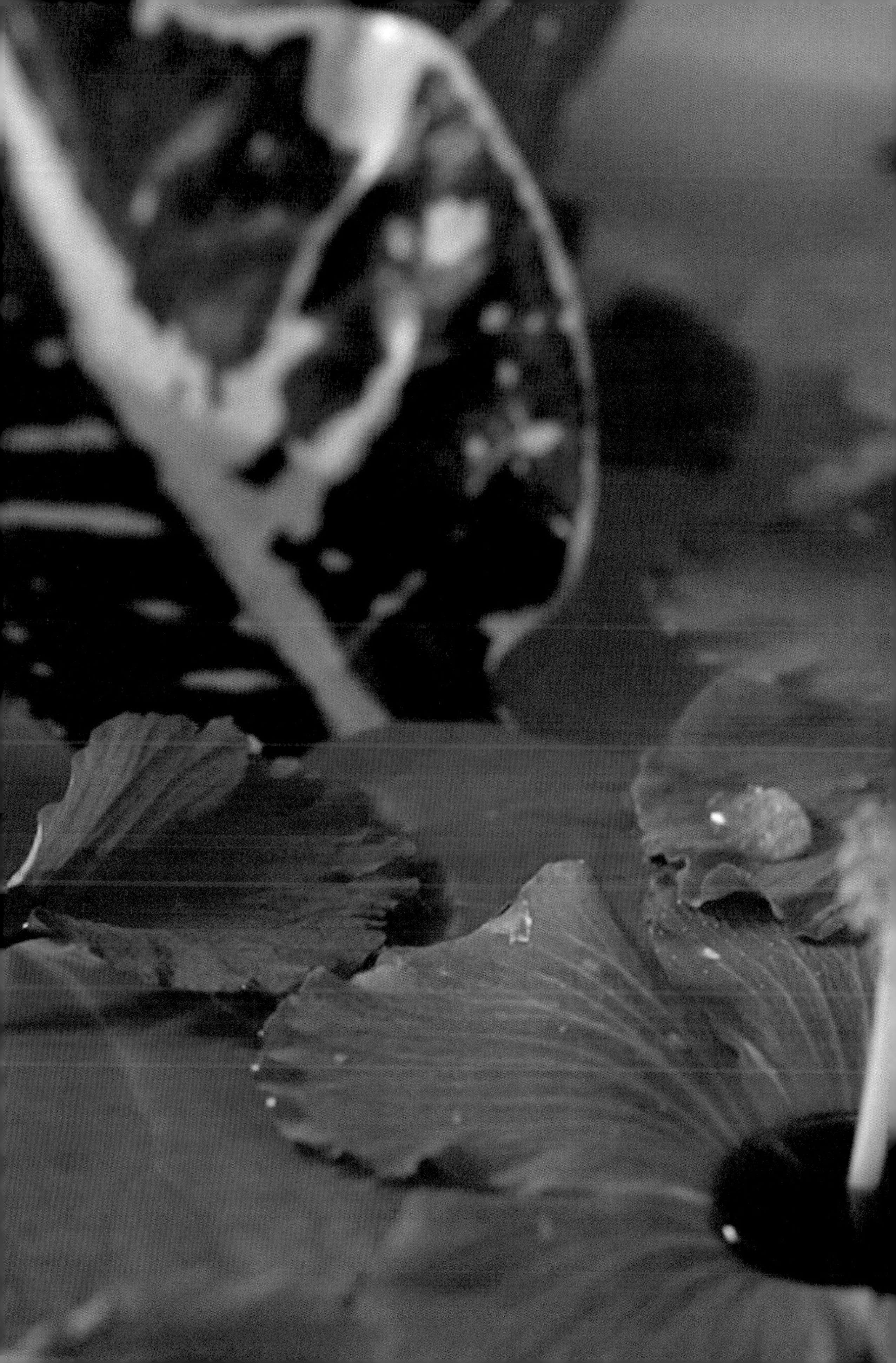

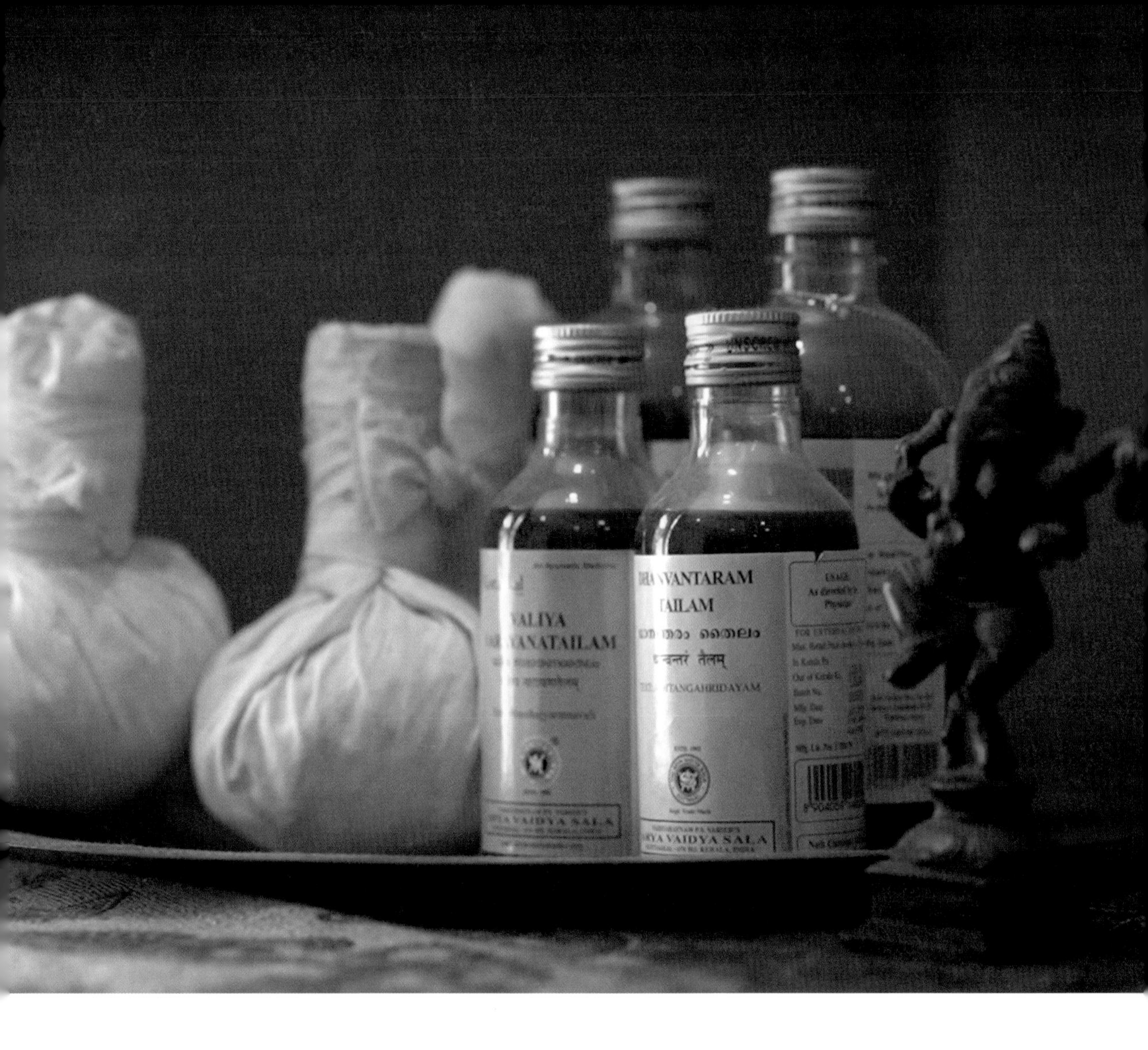

学びの奥深さ

父を亡くした後、数人の方に「アーユルヴェーダのトリートメントをスパに取り入れたら？」と言われた時期がありました。「額にオイルを垂らすシローダーラー（シロダーラともいう）を一度は受けてみたい！」という方はとても多く、私もその中の一人でした。

その頃の私はハーブを調べていても、オイルケアを調べていても、いつも行き着くのはアーユルヴェーダ。でも「学ぶには大変そうだ」といつも諦めていました。

しかし、幸運なことに、インド人のアーユルヴェーダドクターであるクリシュナU．K先生から直接、学ぶことができる機会に恵まれました。1年に２５０時間の理論を学び、振り返ってみると合計７５０時間の理論を学びました。

その時の講座を沖縄で主催していたのが崎浜キヌ先生です。

アーユルヴェーダの学びはとても奥深く、数年がかりで講座を受講しました。学んでいくうちに、学術的アーユルヴェーダの奥深さに時には尻込みしてしまうこともありました。学びを止めようと思った時に頭をよぎったのは、「私はアーユルヴェーダに試されている。やめてしまうのは簡単だが本当にそれでいいのか？」ということ。

答えはすぐに出ました。「ここまできたらやるしかない！」と。「実際、私はアーユルヴェーダに助けられているではないか」と。

数年がかりで講座を修了でき、そこからが私のアーユルヴェーダ人生が始まったように思います。

キヌ先生にはわからないことがあったり、疑問点が出てきた時には連絡を入れ、叱咤激励を受けながら話をお聞きするなど、今でも交流を続けています。

アビヤンガ（お母さんの温かい手）

インドでは生後12日目から、赤ちゃんにオイルをつかったベビーマッサージを行う習慣があります。それはもちろん、子供でも大人でも男性、女性問わず、毎日でも行っていいトリートメントです。私はできるだけ古典に沿ってやっていきたいという考えから、二人のセラピストで行うアビヤンガを始めることにしました。

アーユルヴェーダという学問は一つの命が生まれ、終わるまでの人生全般を説いた壮大な生命科学。オイルトリートメントも独特です。一般的な施術は求心性（末端から心臓に向かう）でしたが、アーユルヴェーダは遠心性で（心臓から末端に向かって）行います。まず背中部分から腕に向かい、その後に足をトリートメントするのです。

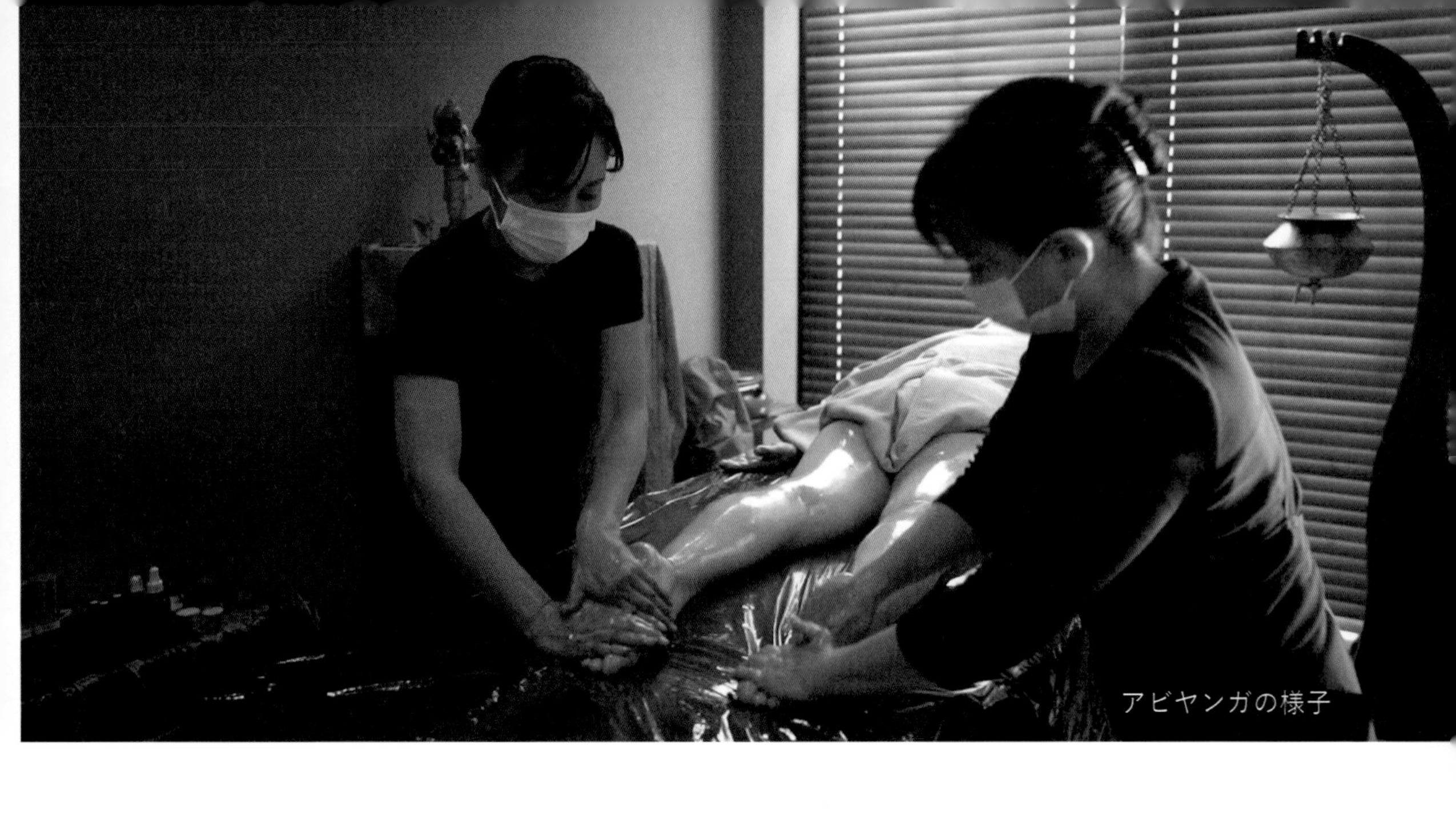
アビヤンガの様子

そして、最後の仕上げに「発汗」を行います。オイルが全身に浸透し、体内の老廃物を排出、滋養強壮を促進します。

このような施術を学んでいく中で、リゾートホテル内でスパを運営することになり、アーユルヴェーダ医師とハタイクリニックのセラピストにスタッフ向けの研修をお願いし、開業準備を進めました。

スタッフの技術力の向上はもちろんですが、もうひとつ、こだわったのが、本場インドで使われている木製のベッドでした。

何カ月もかけてインドから海路でやってきたベッドの大きさは幅1メートル、長さ2メートル、重さがなんと約200キロ。クレーンで吊り上げながら数時間がかりでスパのアーユルヴェーダ施術部屋に設置しました。

設備を含め、私たちが試行錯誤して誕生した「アビヤンガ」。多くの方々に受けていただいています。二人のセラピストで行うことにこだわり、幾度となく練習を重ねました。温かいオイルと4本の手の感触から何とも言えない安心感を得ることができます。

沖縄の薬草を2つの大きな鍋で焚き、その蒸気が身体を包み込むことで発汗し、心地よい脱力感とふつふつとエネルギーが沸き起こるような感覚が

アビヤンガの適応

- 疲労（精神、身体）
- 冷え、乾燥、硬直、しびれ、麻痺、視力の改善、坐骨神経痛

【禁忌】

体調不良時、病気療養中、泥酔時、皮膚疾患、生理中、妊娠中、憔悴時

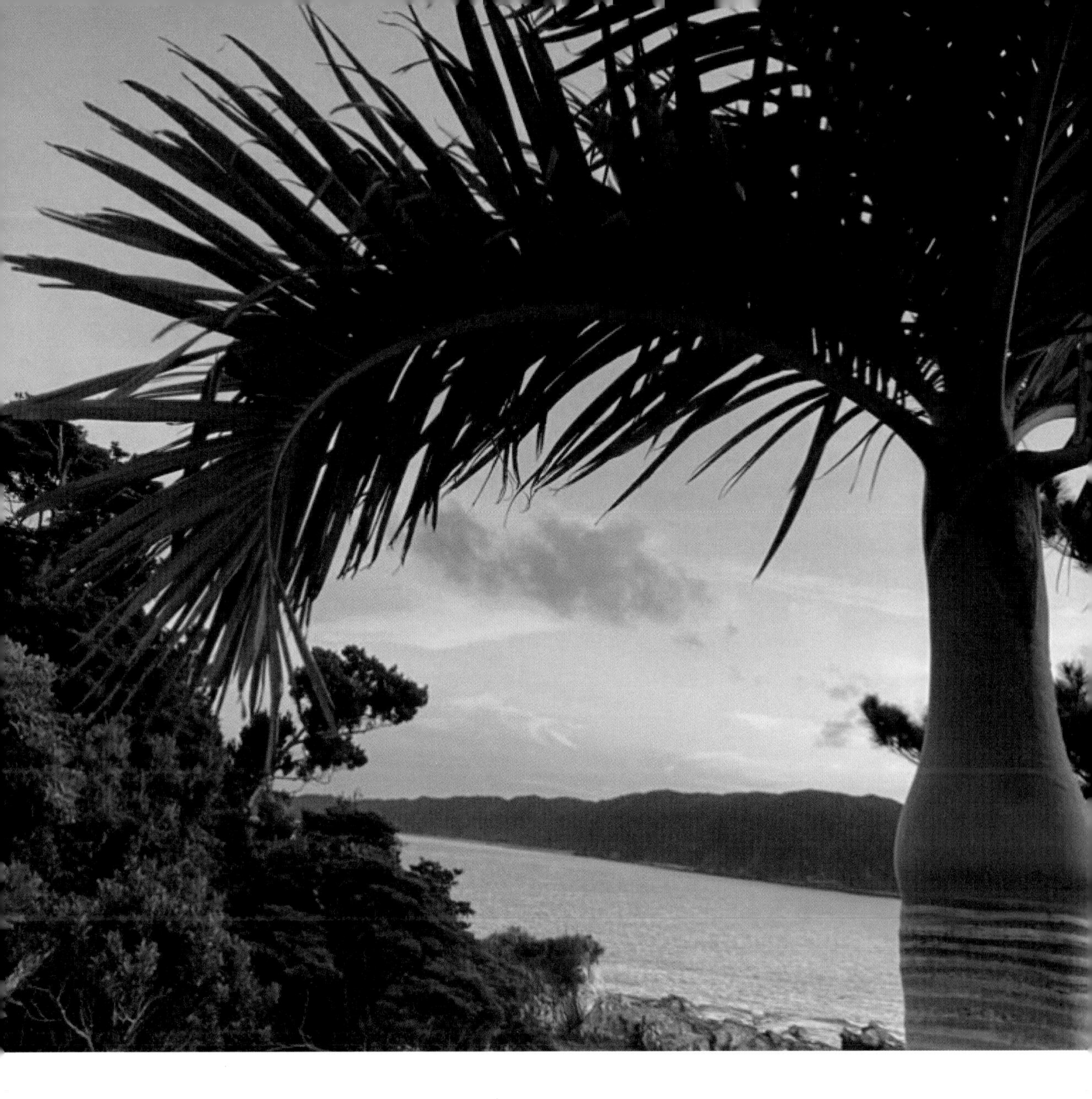

あります。
施術を受けた方の精神が落ち着き、心地良い脱力感を覚えること、そして目に輝きがあり、声に力があることが、その施術が成功したという判断基準になります。その瞬間を見るのが毎回、とても楽しみです。

鎮静療法　シローダーラー

皆さんは頭がコチコチに固まって思考がぐちゃぐちゃに絡まった時はどのようにケアしていますか？身体は直接触れてケアできますが、脳は直接、触ることができません。

そんな方にはシローダーラーがお勧めです。オイルを使ったヘッドマッサージ、パーダアビヤンガ（足のアビヤンガ）の後に、額に温かいオイルを垂らしていきます。これがシローダーラーで、シローは頭部、ダーラーは液体を垂らすという意味があります。生え際からスーッと額の中央にオイルが注がれるとうっとりした気持ちに。それぞれ感じ方は違うと思いますが、私はこの上ないリラックス感に包まれます。

温める液体は主にオイルですが、体質、症状、季節によっては薬草の煎じ液、牛乳、ギー、バターミルク、ヨー

シローダーラーの適応

●頭脳労働者・寝付きが悪い・熟睡できない・真の休息を得たい

【禁忌】

体調不良時、病気療養中、発熱時、泥酔時、生理中、妊娠中、頭部にケガや傷がある時

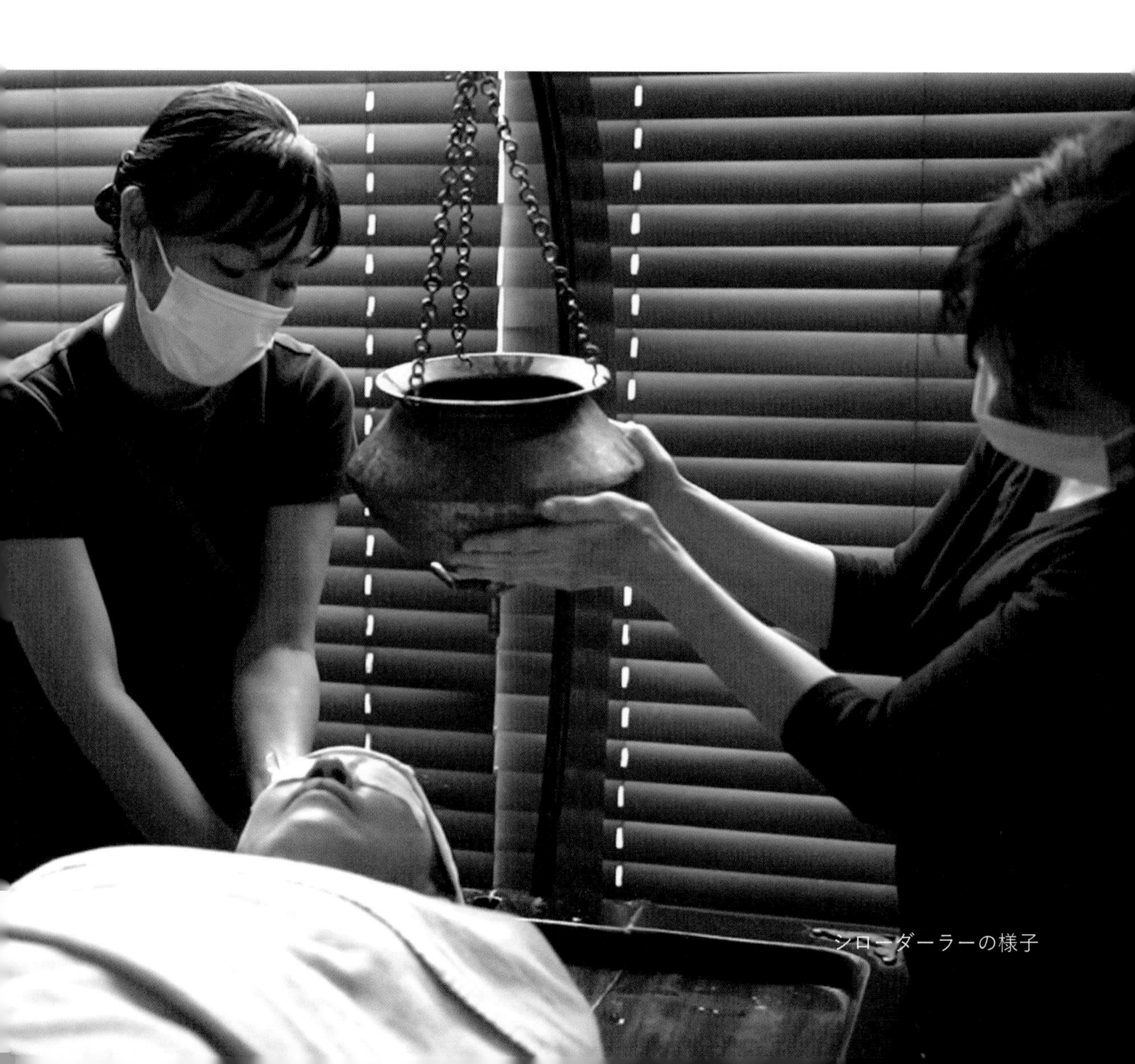

シローダーラーの様子

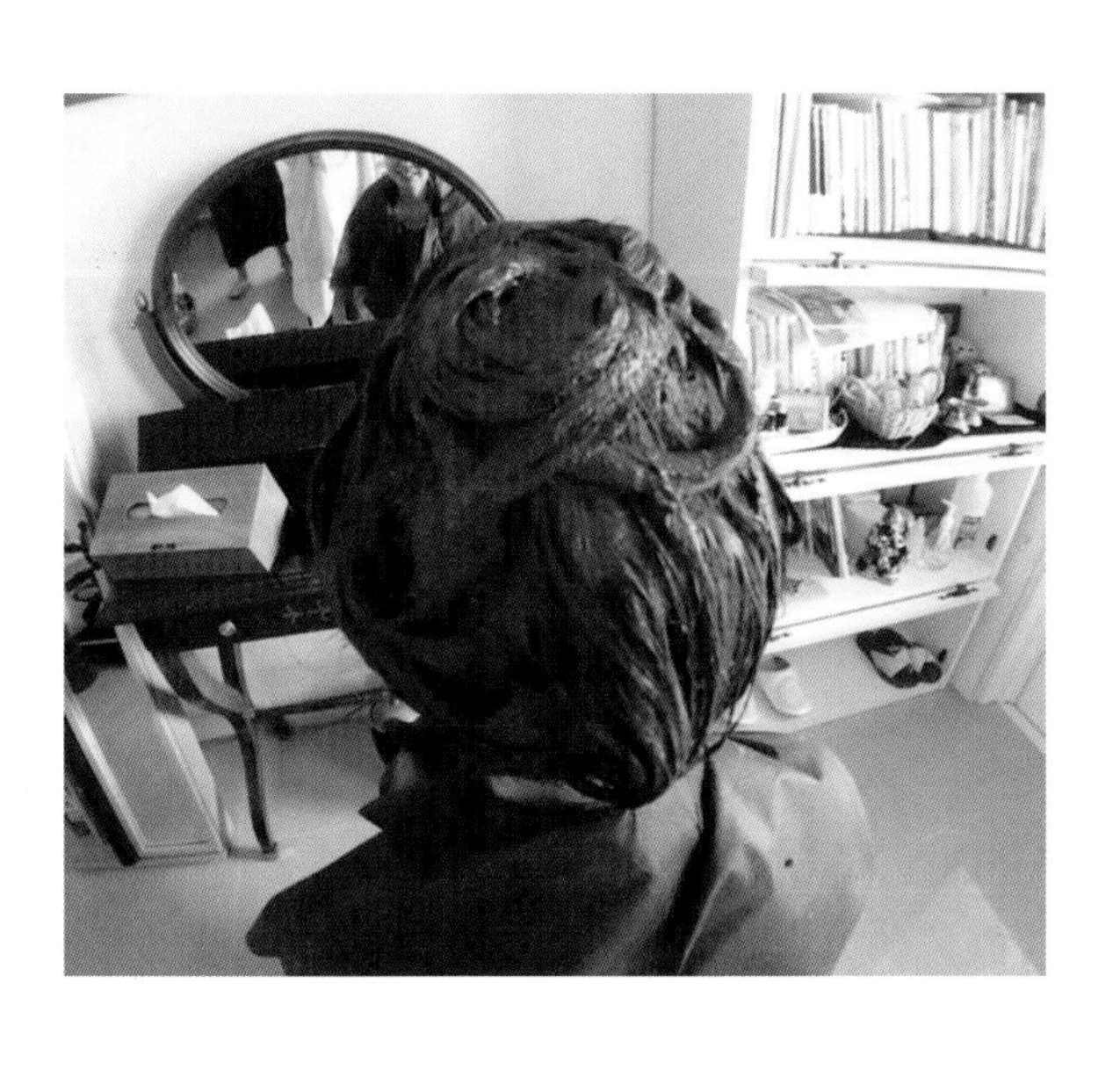

グルトなどを垂らす場合もあります。
シローダーラーは、

- 心を安定させる
- 言葉に力を与える
- 視力の改善
- 活力を増進
- 強壮
- 血液を浄化
- 寿命を延ばす

ことが期待できると考えられていま す。施術は、静寂な中、丁寧に行うことが大切で、忙しい現代人にはとてもお勧めです。

取り入れてほしいセルフケア

シローダーラーやアビヤンガは、プロのセラピストによるものですが、日常的にできるセルフケアもいろいろあります。

天然の白髪染め「ヘナ」

日本では白髪に色をつけるということで知られているヘナですが、頭皮や体のケアにも使えます。

ヘナをぬるま湯で溶き、白髪の部分につけるとオレンジ色に発色します。明るいきれいな色ですが、落ち着いたブラウンや黒にしたい場合は、他のハーブをブレンドする方法があります。

ヘナの他に、アーマラキーをはじめとする8種類のハーブ、髪を暗めの色にして殺菌効果もあるインディゴを混ぜます。明るめに染めたい場合はヘナ

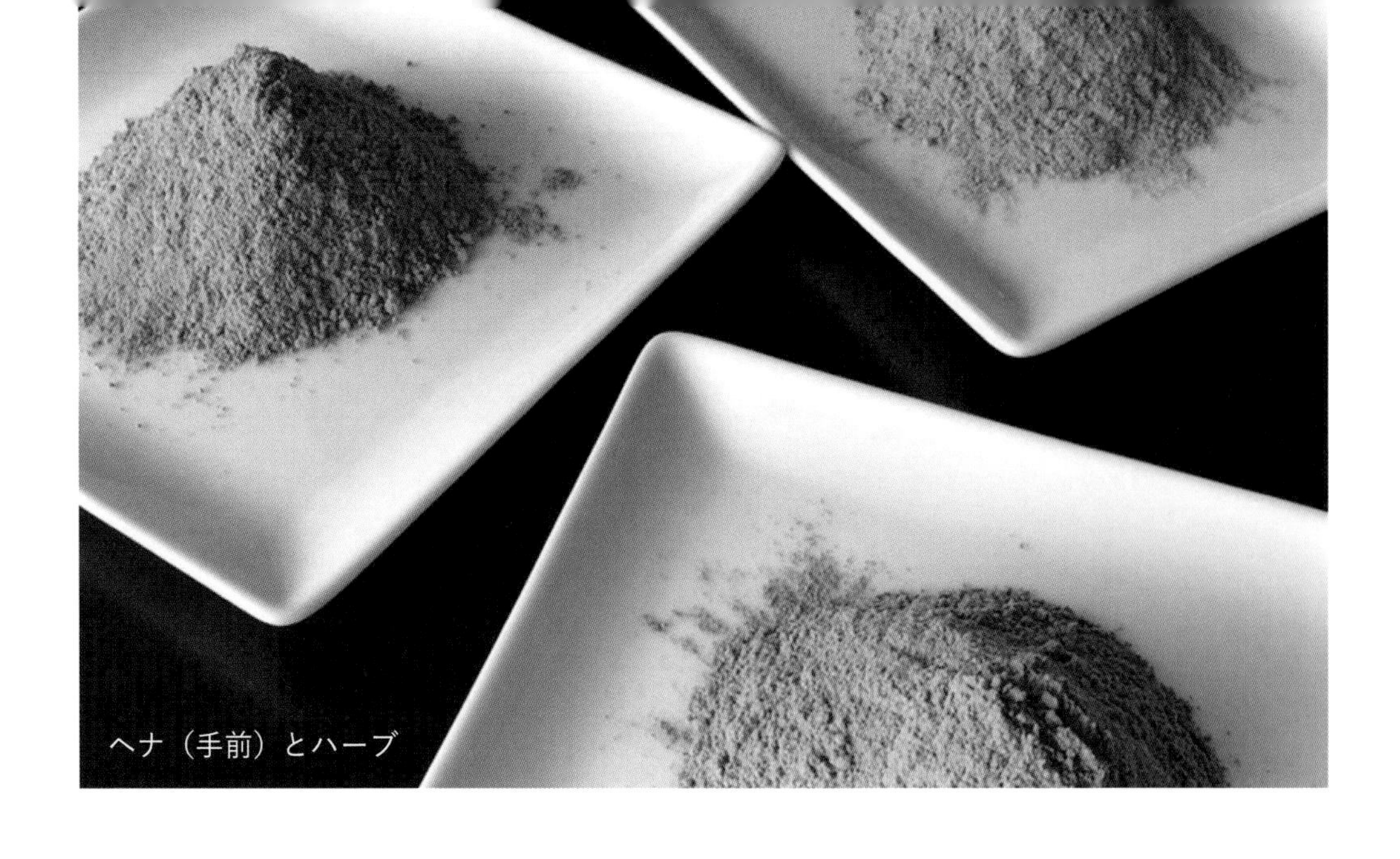
ヘナ（手前）とハーブ

私はハーブを含めてオーガニックの認証を受けたものを使いますが、特に、ヘナは世界的に最上級のヘナの生産地、インドのラジャスタン地方で摂れたヘナの葉のみを材料としています。

ヘナやハーブをブレンドしたものは、髪を染めるだけでなく、日常的に頭皮ケアのためにシャンプーとして使ったり、ペットの体を洗って臭いを抑えたりもできます。ただし、オレンジ色に染まりますので、色がつかないようにしたいのであれば、アーマラキーなどのハーブパウダーを使うと良いでしょう。

活用方法が多彩なゴマ油

ゴマ油というと、料理に使う焙煎されたものをイメージする方が多いのでを多めに、黒に近づけたい場合はインディゴの量を増やすなど、自分の好みによってブレンドを調整します。

ヘナの特徴として、「冷性」と「乾燥性」という性質があります。

冷性は文字通り冷やす作用があり、塗ると余分な熱が取れ、冷えていきます。暑い季節や体に熱感がある時はいいのですが、寒い季節や体が冷えている時には、足湯に浸かり、白湯を飲みながらヘナケアを楽しむことをお勧めします。

また、乾燥性ということもあるので、寒い時には温性の性質を持つゴマ油、暑い時には冷性の性質を持つココナッツオイルなどを使ったヘッドマッサージを行うことで、温冷のバランスを取り、頭皮や頭髪の乾燥を防いでくれます。

ヘナを行う時に大切なのは品質を確かめることです。

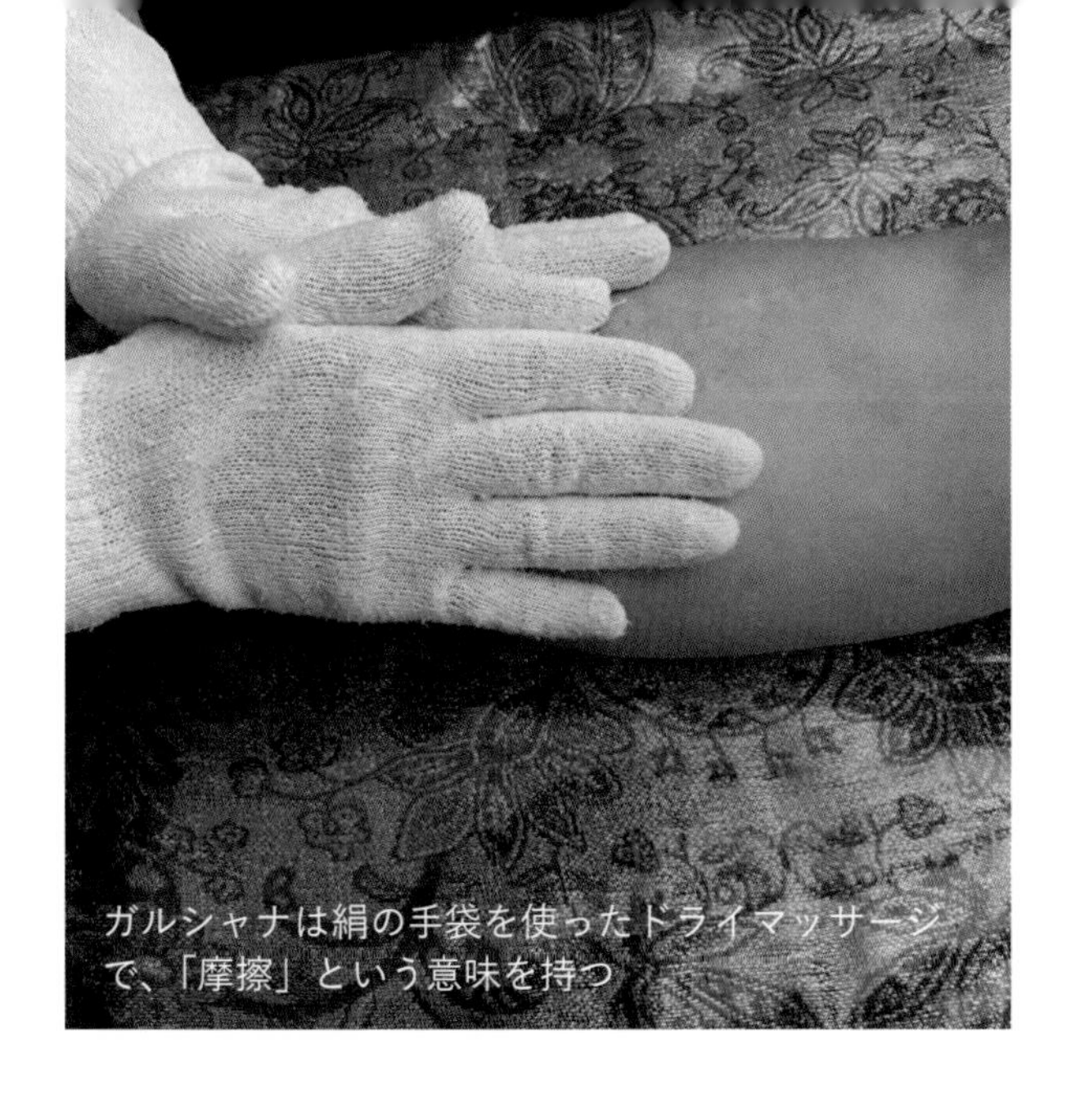

ガルシャナは絹の手袋を使ったドライマッサージで、「摩擦」という意味を持つ

は？

アーユルヴェーダで使うのは太白ゴマ油で、焙煎されていない透明のオイルです。それを直接使うのではなく、鍋に入れて100度まで温め、それを自然に冷ます「キュアリング」を行ってから使います。

ゴマ油は熱処理をすることによって、ゴマ油の有効成分であるリグナンの中の分子であるセサモリンがセサミモールに変化し、より安定した油となり、強い抗酸化作用を持つことがわかっています。

また、加熱することによって性質が重性からやや軽性になり、経皮吸収されやすくなります。

ゴマ油は口腔ケアにも使えます。起床後には、歯磨きをして舌磨き後に、太白ゴマ油を小さじ1～2ほど口に含んで、口全体にいきわたるようにクチュクチュします。古典書には「唾液の分泌を促す、口臭の改善、虫歯予防」などと書かれています。ただし、飲み込まないように。

そのほか、ヘナの前のオイルマッサージや、顔のトリートメント、耳や鼻のケアにも使えます。眠れない時に足の裏に塗るのもお勧めです。

また、絹の手袋をはめて体を優しくなでるようにする「ガルシャナ」というケアを先に行うとオイルが吸収され、古典書には「冷えや痛み、かゆみ、重だるさ、倦怠感を緩和し、皮膚への輝き、喜ばしい幸福感を与える」とあります。やや空腹時にしてほしいのですが、生理中や妊娠中、敏感肌、痩せたくない方にはお勧めできませんので、避けるようにしましょう。

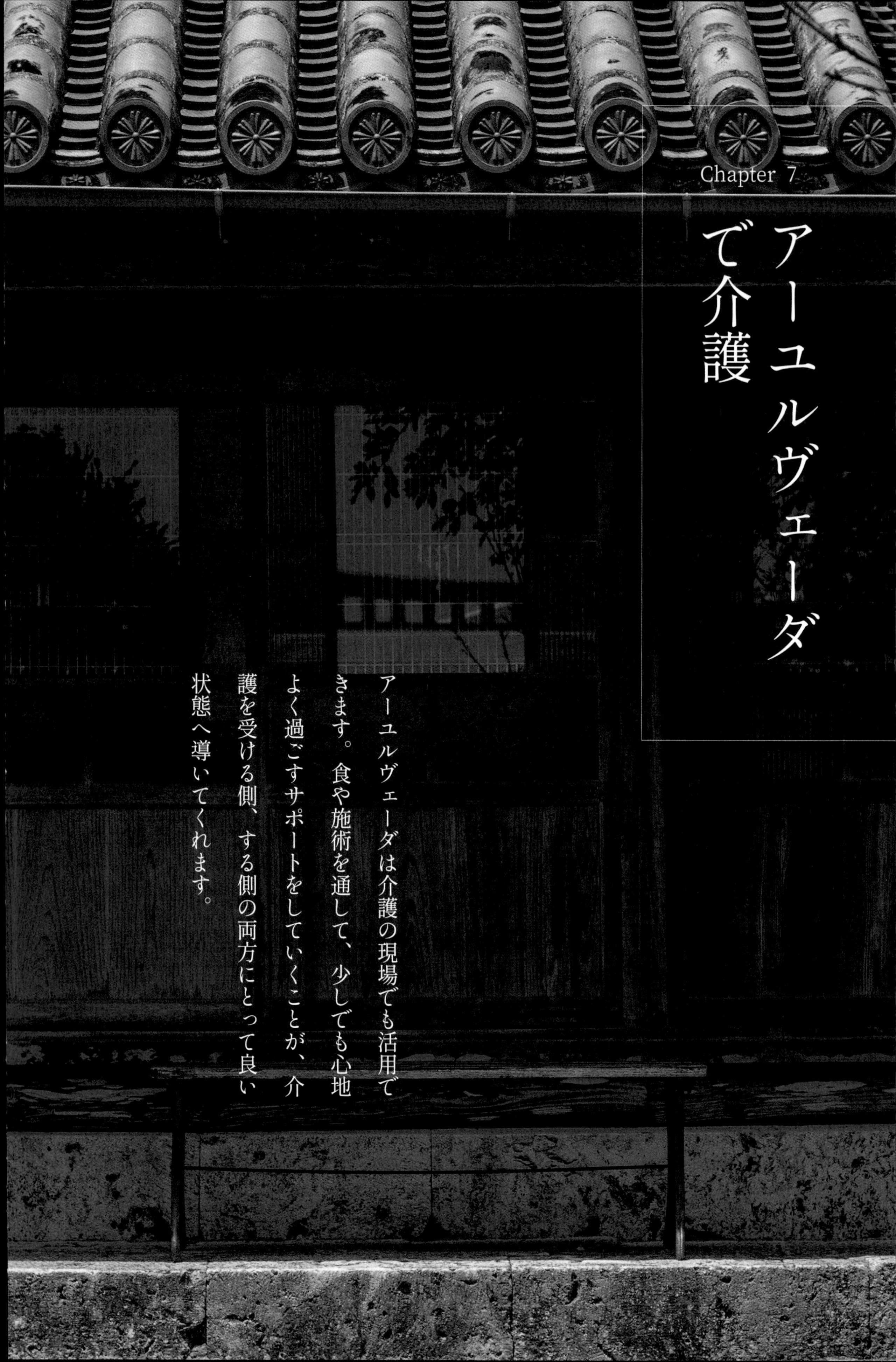

Chapter 7

アーユルヴェーダで介護

アーユルヴェーダは介護の現場でも活用できます。食や施術を通して、少しでも心地よく過ごすサポートをしていくことが、介護を受ける側、する側の両方にとって良い状態へ導いてくれます。

アーユルヴェーダを学びはじめたきっかけについて聞かれることがあります。

「父が病に倒れ他界したことがきっかけです」と答えています。今、介護は大きな社会問題です。父の死をきっかけに学んだアーユルヴェーダの智慧は、介護の現場でも取り入れることができます。

心身共に疲れた過去の介護

20年前、父を病で亡くした私は、看病による精神的な疲れと悲しみと肉体の疲労とで憔悴していました。「あんなに元気だった父がなぜ、こんなことになってしまったのか？」。そんな思いが心の中を駆け巡っていました。

仕事で忙しい母に代わって病院の手続きや食事の介助、着替えを届け、洗濯物を引き取り洗ってまた、届ける毎日でした。

私はその頃、実家の一部屋を借りて小さなサロンを開いていました。良いお客様に恵まれ充実していた生活が一変したのです。当時、息子達は9歳と5歳。病院に小さな子供達を連れていけず、留守番させていたので、寂しい思いをさせていたのだろうなと今になって思います。

約2年の看病の末、父が天国にいった日時を私はずっと思い出すことができませんでした。ショックが大きかったせいか、その日の記憶が断片的で、「病人も辛いが、看病する家族も病人のようになってしまうのか」と感じたことは覚えています。

何もしてあげることができなかったという後悔が募り、「これからは病気の予防になるような何かをしていきたい」と思い、自分の生活と仕事の内容

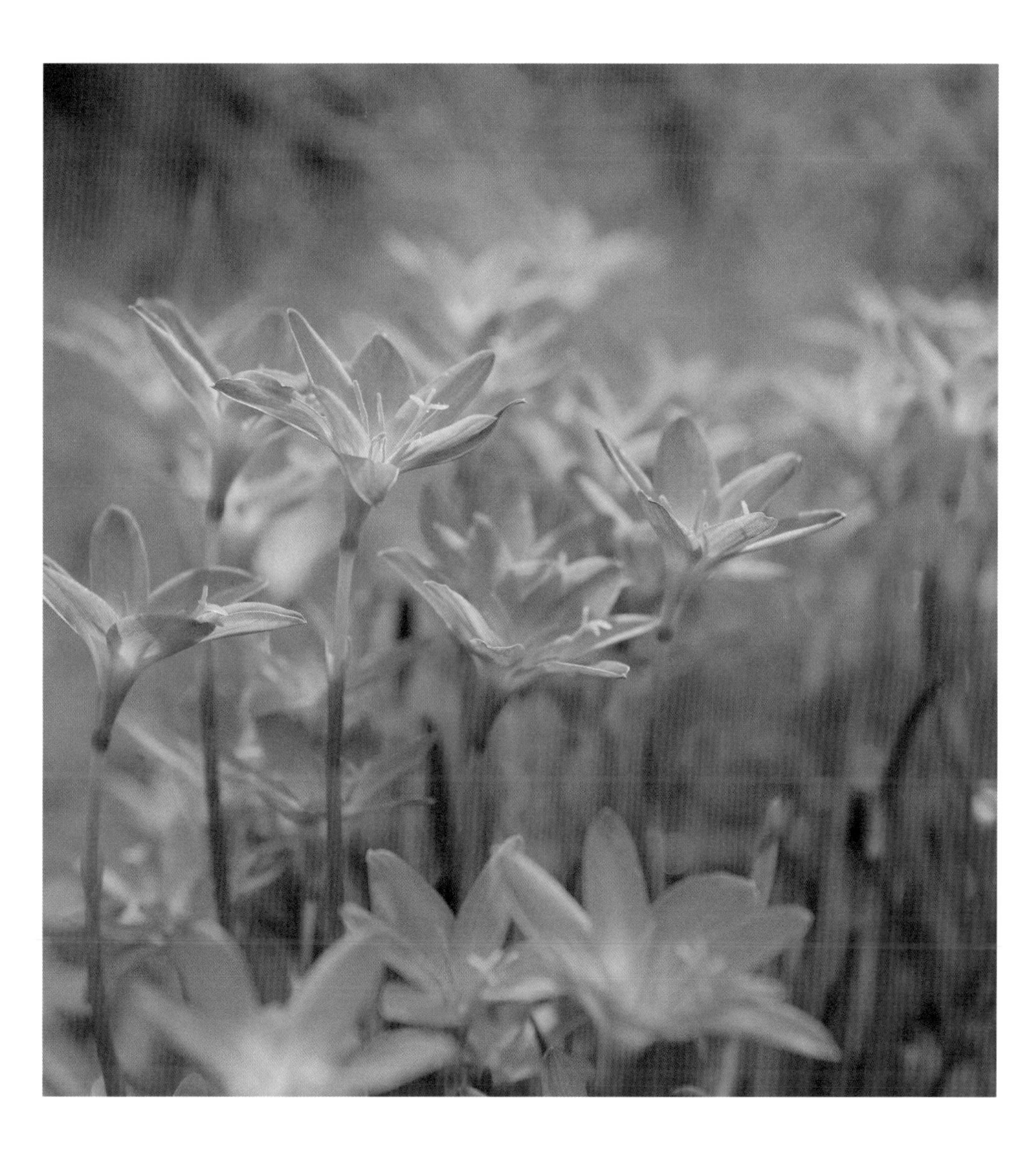

を見直すことになりました。
そんな時に、予防医学と言われる世界最古の医学、アーユルヴェーダに出会いました。その叡智にはいろいろな場面で助けられました。

「生活法」で五感に刺激

そして、父が亡くなった18年後、今度は母を亡くしました。

母は体調を崩して入院してしまい、コロナ禍の中、面会もできずに、このまま最期を病院で迎えてしまうのかという状態に陥りました。主治医からの提案もあって、私は母を自宅介護することに決めました。

その時、父にはできなかったアーユルヴェーダの生活法を取り入れ、主に、食事、オイルマッサージ、芳香療法などを行いました。

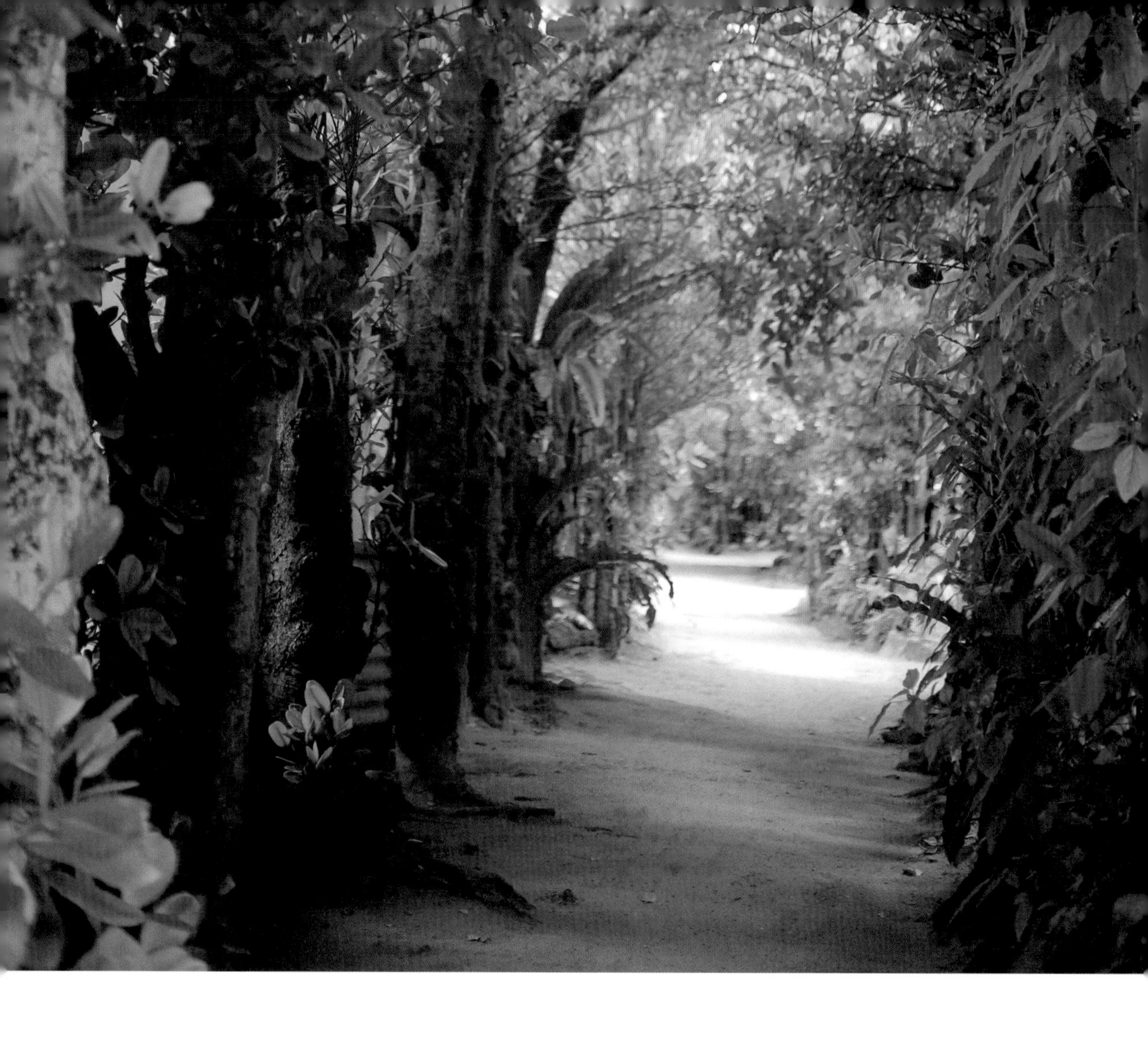

　自宅介護のため3年ぶりに会った母は表情と言葉を失っていました。食欲も落ちていたため、まず、白湯を飲ませることに。そして、生姜を薄く切って岩塩をふりレモン汁をつけ、少しだけ口に入れてみると、辛くて酸っぱいこともあってびっくりした表情に！

　アーユルヴェーダでは白湯は消化力を上げ、身体内のスロータス（管）を開くと言われています。また、生の生姜に岩塩とレモン汁をつけ、食前に摂ると、これもまた消化力を上げると考えられています。母にも食事の前に舐めさせていると、その後は少しずつ食欲が出てきました。

　食事としては、野菜を蒸して柔らかくしたものやお肉のスープ、おやつにはアーマラキーというアーユルヴェーダの若返りハーブの粉を手作りのお菓子に入れて食べさせてみました。

　すると、顔色は良くなり、表情が豊かになった母がなんだか子供のように可愛く見えました。夜遅くまで母の側にいて話をしたり、沖縄の民謡を歌ったり。時には好きだった石原裕次郎の曲や父がよく三線で弾いていたかぎやで風節を聴かせたりしました。次第に体調が良くなっていく母を見て、「自宅に連れてきて本当に良かった」と家族で話し、うれしい気持ちでいっぱいでした。

ある日、五感の機能をよみがえらせたくて、嗅覚を刺激する「芳香療法」を試してみました。

母の出身地のやんばるから持ってきたミカンの香りを立たせ、母に嗅がせると、目を丸くして大きく鼻の穴を開いて息を吸ったり吐いたり、心地良い表情を見せてくれたのです。

そして、「やんばるのミカンだよ。お母さんはどこで生まれたんだった？」と話しかけてみました。すると、「天底」とはっきりした口調で答えてくれたのです。それは本当に驚きの反応でした。

嗅覚を刺激することで、記憶が呼び覚まされ、言葉も出てきたのでしょう。

オイルマッサージの利点

そして、なかなか寝付けないような夜には足の裏にゴマ油を塗り、オイルマッサージをして、ゆるゆるの靴下をはかせると、安心したようにすやすや寝てくれました。これもまた、良い睡眠をとるためのアーユルヴェーダの智慧です。

「少しでも脳に良い刺激を」と、オイルマッサージを日課にすることにしました。介護が必要な状態になると、ほとんどの方の肌は乾燥します。その対策となるのが、オイルマッサージです。朝、カーテンを開け、窓を開き、朝日を部屋に入れます。口腔ケア、頭、耳、足のゴマ油によるオイルマッサージを行い、同じくゴマ油を指の先に少しつけて耳や鼻の穴の中にそっと塗ります。

鼻は「脳の入り口」と考えられていて、鼻腔にオイルを垂らす経鼻法という治療があります。

また、耳にゴマ油を塗るとヴァータエネルギーが鎮静されると考えられています。老年期にはヴァータが増し、冷え、乾燥、硬直、不安、緊張、恐怖などの症状が見られるようになりますが、そんな時にヴァータを鎮静する温性の性質をもつオイルを塗ると症状が緩和されるのです。

オイルマッサージの後に、温性のオイルの働きをよくするために、靴下をはかせたり、タオルケットなどをかぶせるようにすると良いでしょう。

もちろん、健康な方はシャワーや湯船に浸かって身体を温めた方がいいのですが、介護の必要な方はそうもいきません。母には、足を締め付けないようにゆるゆるの靴下をはかせていましたが、足を圧迫せずに、足先で脱げるぐらいのものにしました。すると、暑くなったら自分で脱いでいました。

注意点としては、歩行ができる方の場合、きちんとオイルを拭き取らないと転倒する可能性があります。また、寝たきりで褥瘡（じょくそう）などの炎症がある場合は、その部分のオイルマッサージは避けてください。

「魂は残る」の考え方

このようなアーユルヴェーダの生活法を取り入れながら、母の介護をしていましたが、元々、決まっていた仕事のため、４日間、私は出張で留守にすることになりました。

それを母に告げるとなんだか寂しそうな顔。その顔が今もずっと忘れられ

ずにいます。

仕事を終え、主人に空港まで迎えに来てもらった車中での会話。

「ほぼ食事をとらない、水も飲まない、眠れていない様子、目や口が半開きで表情がない」と言うのです。

「まさか、あんなに調子良かったのに」と、胸騒ぎがしました。

4日ぶりに会った母はまるで枯れ木のようでした。肌は茶色く、目に力がなく口を閉める筋力もないのか、半分開いたまま。娘が心配そうに側についていました。

家族にもオイルケアのことは話していたのですが、やはりいざ実践となるとなかなか思うようにできなかったようです。

すぐに、茶色の肌にはオイルを、口には湯冷ましを、頭と耳はゴマ油でマッサージを行ったところ、数時間後には肌が元気を取り戻し、目に力を見ることができました。

「アーユルヴェーダよ、ありがとう！」。私は心からこの生命科学を学んでいたことに感謝しました。

それから3日後の朝、母は静かに息をひきとりました。

「できる限りのことはやった」と思う反面、やはり悔いは残ります。

アーユルヴェーダでは「肉体や精神はなくなっても魂は残る」と考えられています。母の魂からいろいろなことを教えてもらいました。

これからも母に喜んでもらえたアーユルヴェーダの智慧を必要としている方々に届けていけるよう、学び、実践して、私らしく生きていこうと思います。

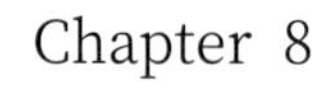

ベビーマッサージ

アーユルヴェーダには8科ありますが、小児科と婦人科を一つの科としています。妊娠する前から、将来、生まれてくる子のことを思って体をいたわっていくという、人類のために必要な素晴らしい学問です。ベビーマッサージもルーツはインド。「生まれてきてくれてありがとう」の思いを込め、アーユルヴェーダの愛情たっぷりベビーマッサージをしましょう。

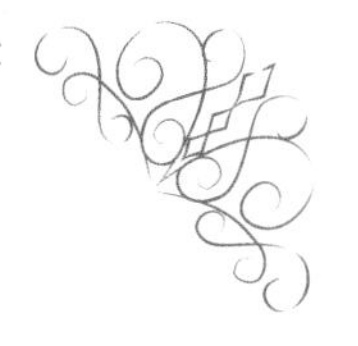

子供へのプレゼント

私は三人の子供がいますが、三番目の子を出産した後、ベビーマッサージの勉強を始めました。

娘の名前を歌詞に入れて歌いながらの親子の時間。とてもとても幸せな時間でした。

インドでは生まれて12日たった頃にお婆ちゃんが孫にオイルマッサージを行います。

お母さんは出産で疲れているのでゆっくり休んでもらうためにお婆ちゃんが行うのです。言わば孫への初めてのプレゼントですね。

アーユルヴェーダに出会い、その事を知り、「いつか私も孫にやってあげたい！」と心待ちにしていたところ、意外とその機会は早くに訪れました。次男が結婚し、男の子が生まれたのです。

この子は赤ちゃんと言えども眉間にしわを寄せて父親である私の息子よりも貫禄がある0歳児。お母さん以外に抱っこされるのをとても嫌がる、こだわりの強い赤ちゃんでした。

私が夢見ていた孫との関係とは程遠く、ご機嫌伺いの毎日。

ある日、嫁から孫を預かってほしいと言われ、「念願の」ベビーマッサージを行いました。

ベビーマッサージを行う時、赤ちゃんを一人の人間として扱うことが最も大切です。

「今からオイルでマッサージしてもいいかな？」と声をかけながら確認し、目の表情を見ます。

嫌がるようでしたらその日はあきらめます。こちらの都合で行ってはいけないのです。

じっと目を見つめて、声を出して確認すると言葉を話せない乳幼児でも「ＯＫ」の表情を見せます。

部屋を暖かくし、哺乳瓶に白湯を入れ、バスタオルを広げて孫を仰向けに寝かせ、孫の名前を入れた歌を歌いながら楽しい気持ちで行います。

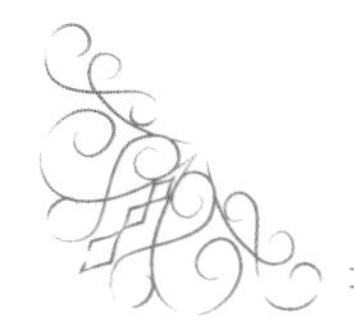

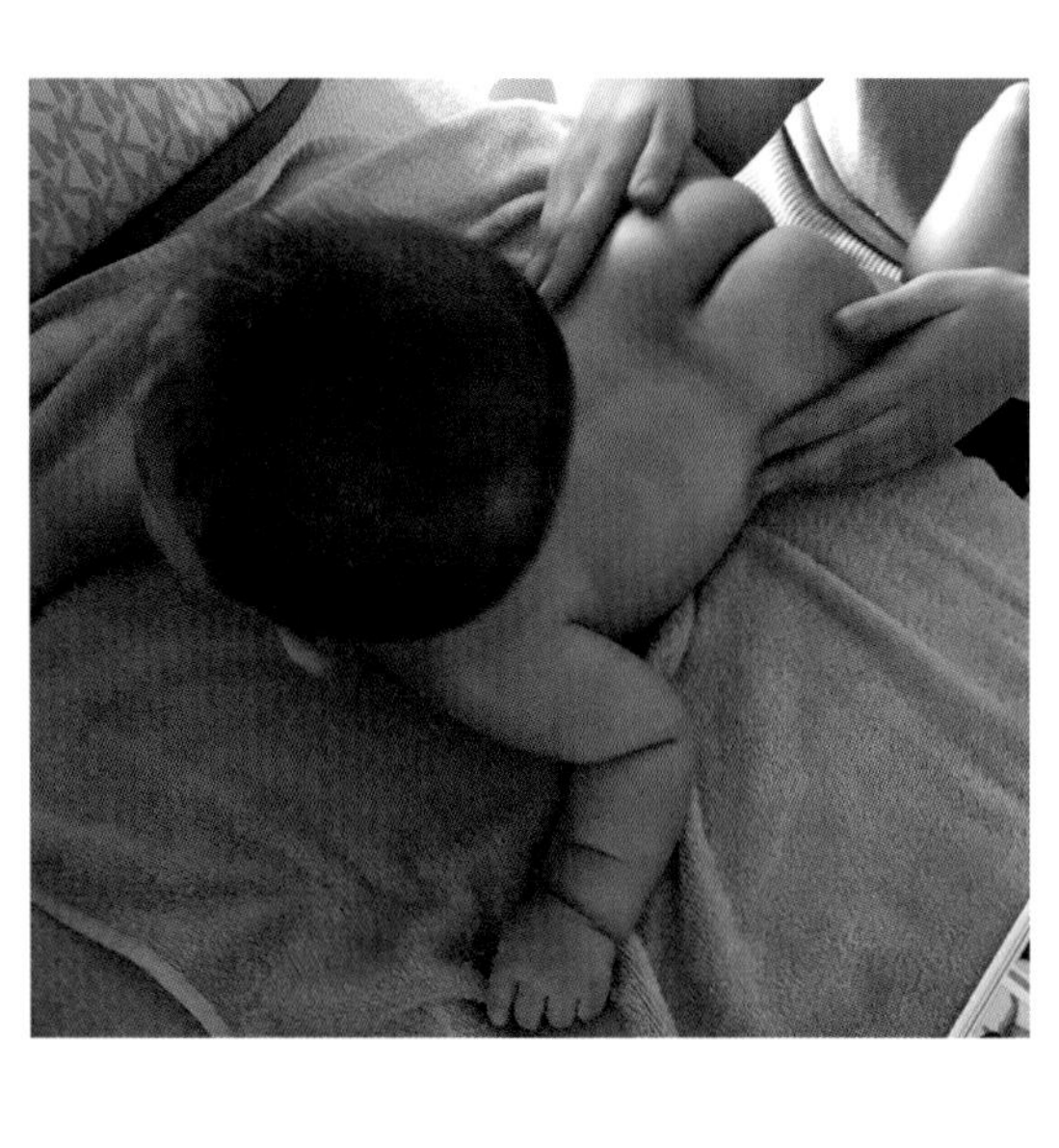

肌に触れると神経系が発達

古代から母親は我が子を抱き、肌と肌を密着させながら過ごしてきました。そのことが、さまざまな運動動作につながる神経系の発達にも関係するという研究があります。

運動するには中枢神経と運動神経が十分に発達していなければなりません。動きを滑らかに持続して行うには筋肉の十分な発達、呼吸器や循環器系の発達が必要です。

常に赤ちゃんに触れていると、この神経系の発達が促進することが分かっています。

現代の女性の多くは社会進出し、育児への時間と労力が思い通りにかけられないようになっています。

仕事と育児の両立に悩む方、特に女性が私の周りにも多くいます。忙しさのあまり、子供の心が読み取れないといった悩みも聞かれます。

子供達にも「不安」「過度な緊張」「恐怖」「人を信用できない」「感情をコントロールできない」ということが起こり、親になった時に子供にどう接していいのかわからないという流れも見られます。

このように、幼少期に受けた心の傷や不安や恐怖感は時間が経っても消えることがなく、性格や人格、人生にも大きく影響します。

ベビーマッサージは乳幼児の時期だけ行うという決まりはありません。

小中学生、高校生になっても肌に触れる、頭をなでることは絶大なる安心感を与え、その子に人を大切にする思いやりや、人を愛する気持ちを与えます。

大人になってからも、自分を大切にし、人や環境を大切にする人間になっていくと思います。

妊婦の行動

次は妊婦に関連するアーユルヴェーダの教えです。

母親が健やかでいると、生まれてきた子供へのベビーマッサージも穏やかな気持ちでできます。

【母親のための妊娠中の過ごし方】

- 常に身体を清潔に保ち、白系の服を身に着け
  幸せで満ち足りていること
- 寝床と座るところを柔らかいものにすること
- 食事は心地良い流動食で甘味に富んだ栄養豊かなもの
- 体質に合った行動をすること
- 純金製のブレスレットなど装飾品を身に着けると子供は健康になり
  胎児は安定し安産になる
  （インドでは金を身につけると縁起が良いと考えられている）

【妊娠中に勧められないこと】

空腹を我慢すること・断食・温性、辛味、重性（消化に時間がかかるもの）を取り過ぎない・乾燥性（水分や油分が少な過ぎるもの）、腐れたもの、刺激性のあるものを食べない・過度の性行為・夜更かし・激しい動き・重たい荷物を持つこと・旅行・不自然な姿勢でいること・恐れ・悲哀・怒る・イライラするようなことを聞いたり話したりすること・オイルマッサージ

Chapter 9

季節の過ごし方

アーユルヴェーダでは季節の過ごし方を「リトゥチャリヤ」と呼び、季節ごとに食べ物や気を付けることなどを説いています。南国沖縄でも四季によって気温、湿度等が変わり、それに応じた過ごし方を心掛けることで、より健やかに暮らせるでしょう。

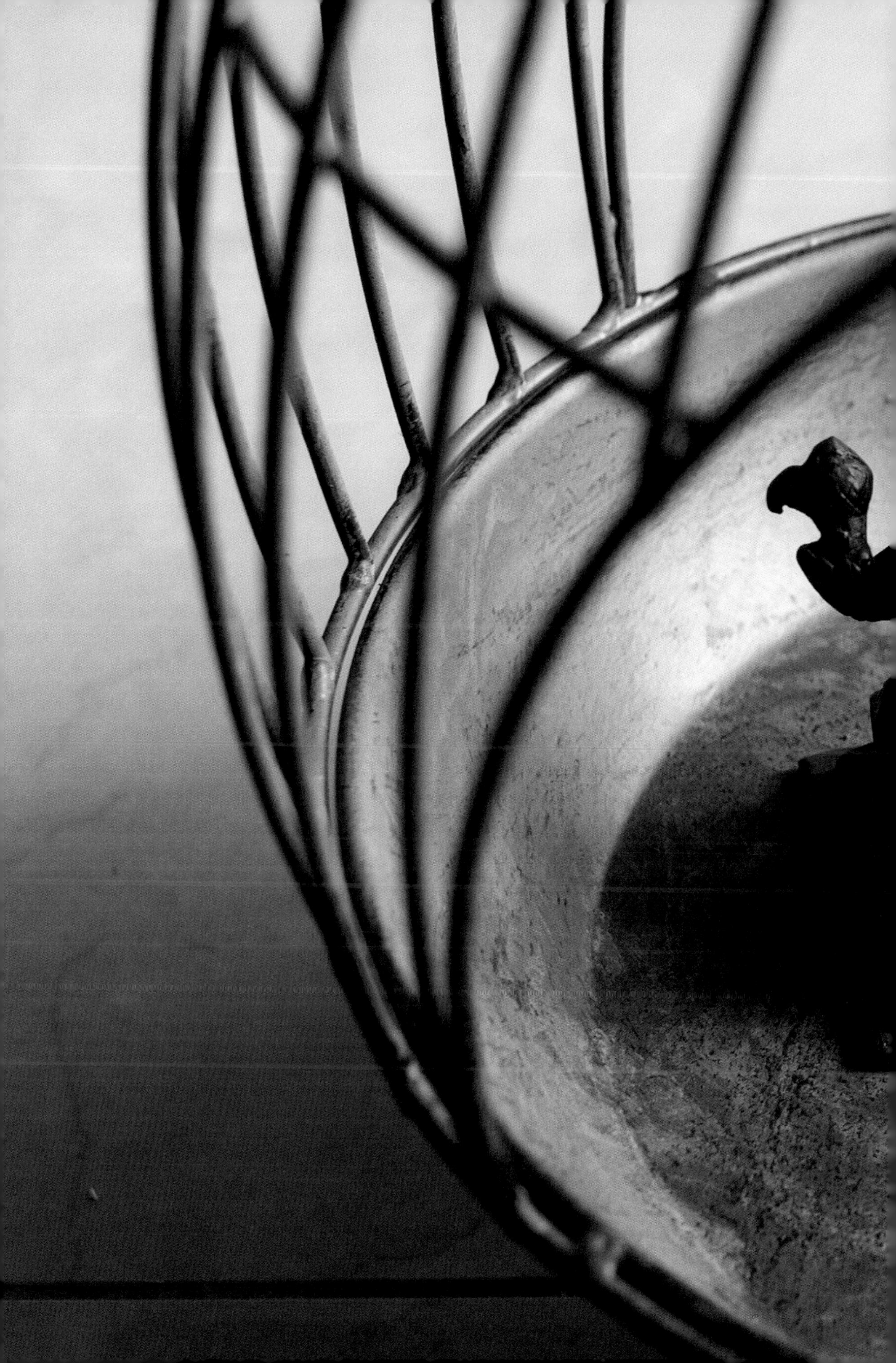

春

SPRING / *Āyurveda*

日本では立春（節分の翌日）をさかいに木には新芽が見られ、花々が美しく咲き始めます。日中は心地良いですが、朝晩はまだ肌寒い日があるので体を冷やさないことが大切です。アーユルヴェーダでは、春は消化力、体力が低下すると考えられており、食事は適量、消化に負担の少ない温かいもの、味でいうと「苦味・渋味・辛味」をもつ食材が勧められています。ショウガ・キャベツ・ブロッコリー・ヨモギ・ニガナ・小松菜・玉ネギ・ネギ類などを積極的にいただきましょう。

甘味をとるなら生ハチミツがお勧めです。ハチミツは甘いので太るのでは？と思われがちですが、「脂肪を削り取る」とアーユルヴェーダでは考えられ、ダイエットにお勧めの食品です。黒胡椒、長胡椒、乾燥ショウガの粉末を同量ずつ混ぜた「トリカトゥ」（三辛）と生ハチミツを練り合わせて摂ると、消化力を促進し、軽さを得ることができます（ただし、スパイスは摂り過ぎに気をつけてくださいね）。ハチミツは加熱すると変性し、体に有害な「AGEs」を発生させると考えられているので、非加熱のハチミツをお召し上がりください。

アーユルヴェーダは通年、昼寝を勧めないですが、特に春は勧められません。そのほか、絹の手袋をはめ体を軽くさする乾性のケア「ガルシャナ」は固くなった脂肪を摩擦の熱により流動化し、軽くするという、春に適したセルフケアです。日中は体を程良く動かし夜は早めに休む、翌朝は早めに起床して散歩に出かけ、運動を行うことが勧められます。

※昼寝は油性が高まり、心身を重くする、経路を詰まらせると考えられています。どうしても眠い時は椅子に座ったまま、目を閉じて休みましょう。

〈昼寝をしてもよい人〉子供、老人、妊娠している人、とても疲れている人、病気療養中の人。
季節で言うと夏は体力が低下するので昼寝をしてもよい。

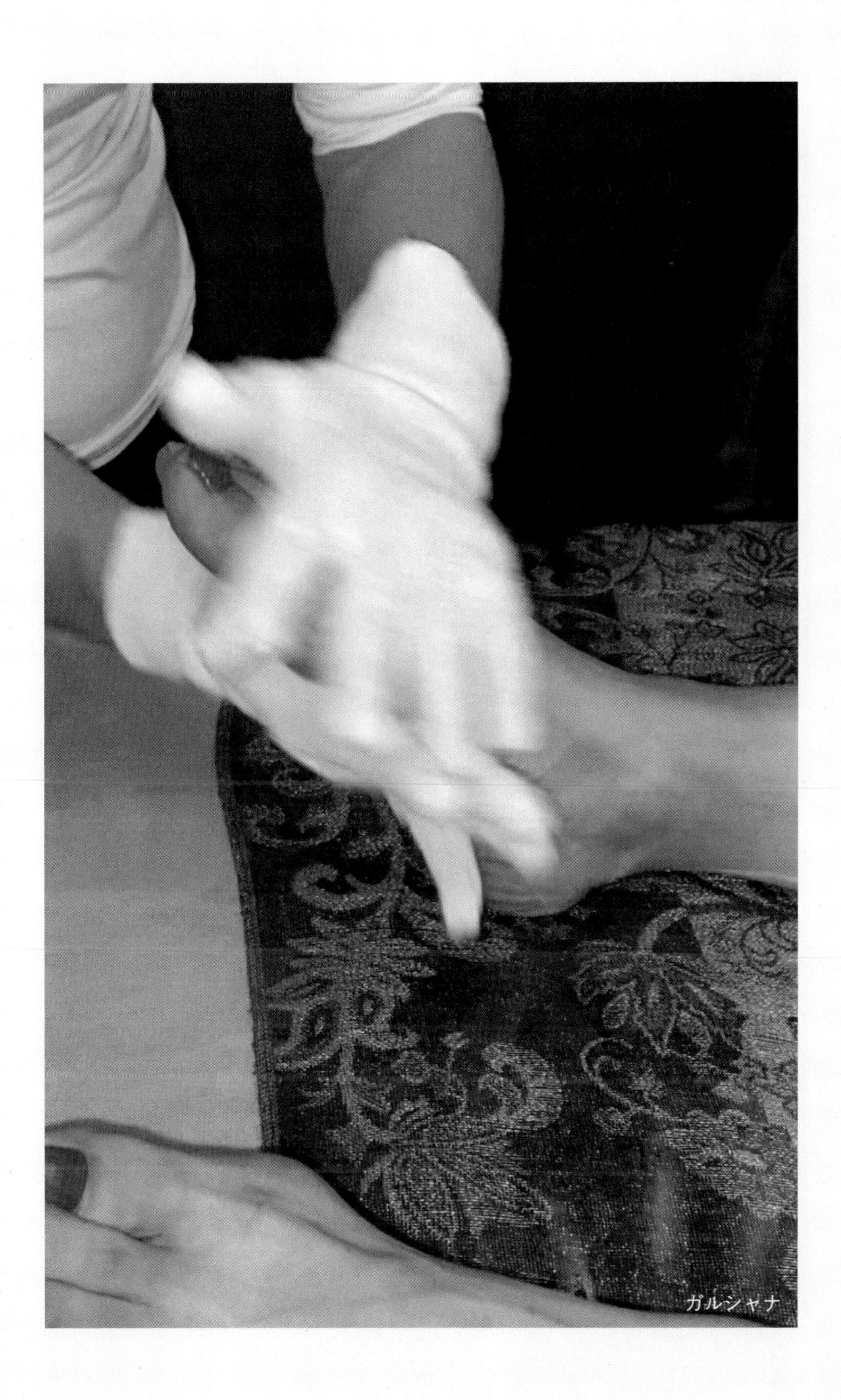
ガルシャナ

新緑の季節

THE SEASON OF FRESH VERDURE/ *Āyurveda*

新緑の季節を迎えると、自然界では植物の成長が目立ち、色とりどりの花が目を楽しませてくれます。新入学、新年度から少し経ち、徐々に緊張が解け、「やる気が出ない」「なんだか億劫だ」というような心境を感じている方はいらっしゃいませんか？「五月病」ともいわれますね。

アーユルヴェーダでは、この季節は「身体や心に重さが出やすくなる」と考えられています。身体の重さとは、体重が増える場合もありますが、眠気やだるさ、むくみ、鈍重感といった体感的なことも含みます。

お勧めは運動です。お散歩やヨガも良いですね。運動すると心身の重さが軽減され、すっきりします。額や鼻の頭、脇、手のひら、足の裏などにうっすら汗をかくことが体力の半分に達したサインだとアーユルヴェーダでは考えられています。ただし、運動量は体力に合わせて調整が必要です。「適度な運動」を心がけましょう。

この季節から夏、秋の初め頃までは消化力が低下しやすく、食事には注意が必要です。アーユルヴェーダは一度の食事に六味（甘味、酸味、塩味、苦味、辛味、渋味）を取ると良いとされていますが、特に「苦味」「やや苦味」を取り入れてみましょう。この季節に採れる野菜には重だるさを軽減する役割があると考えられています。また、スパイスを上手に使うことにより適度な刺激を得ることができます。

そして、消化に負担がかかる肉料理や小麦製品を大量に摂ることや夜にヨーグルトを食べることは控えましょう。

この時期は朝夕は気温が低く、日中は夏日もあり、気温の変化で体調を崩しやすいですので気をつけてください。

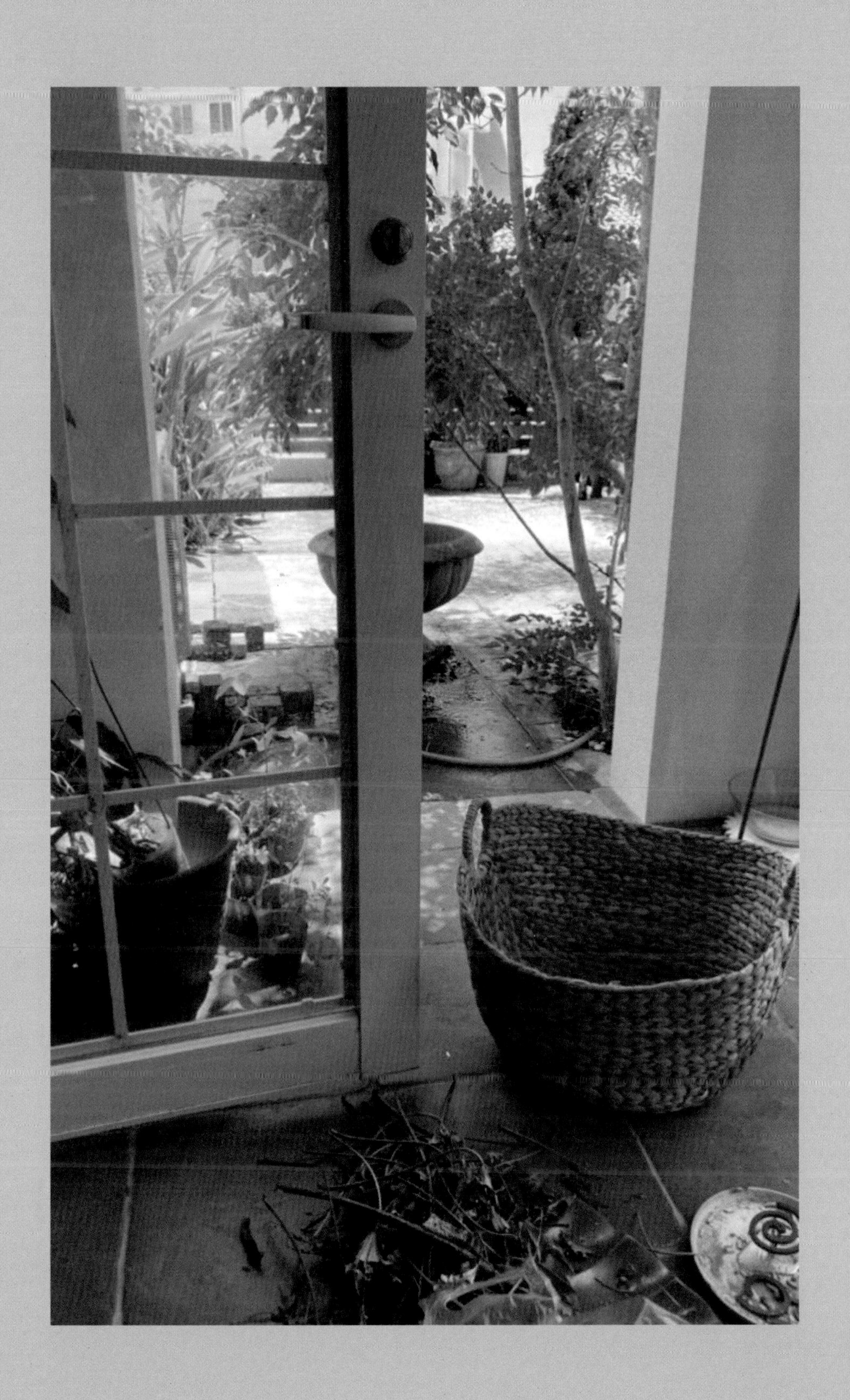

梅雨

RAINY SEASON/ *Āyurveda*

1年の折り返し地点6月。アーユルヴェーダでは、梅雨時期は雨により身体が冷えやすくなると考え、白湯を飲み、生姜や胡椒を使った料理、肉のスープを食べ、温かく過ごすことを勧めています。

しかし、沖縄は暑い日もありますので、気温によって調整が必要です。ちなみに暑さを感じる時は湯冷ましがお勧め。また、湿度により家の中がジメジメするので湿気がこもらない工夫をしましょう。床に布団を敷き寝ている方は、できるだけ布団の湿り気を取り去る工夫を。床は清潔な布で拭き掃除を行いましょう。

この時期は細菌が増えやすく、万が一、傷口から侵入すると危険です。雨水に泥などが混ざり汚れた水に触れた後はしっかり洗いましょう。抵抗力が低下しやすい季節ですから思わぬ皮膚のトラブルや体調不良を起こす可能性もあります。

衣服はサラッとした軽さのある綿や絹などの自然素材を。涼しい印象を与える白など薄い色を着ることで、出会う方が爽やかな気持ちになるように配慮するのが、アーユルヴェーダがすすめる暮らし方の一つです。

この時期は体力、抵抗力が落ちると考えられるので、日々運動をしっかり行っている方はこの時期から夏、秋の初めまでの運動は少々控えめに。無理をすると疲労が増し体調を崩してしまうかもしれません。日頃から運動不足だという方は適度に行いましょう。

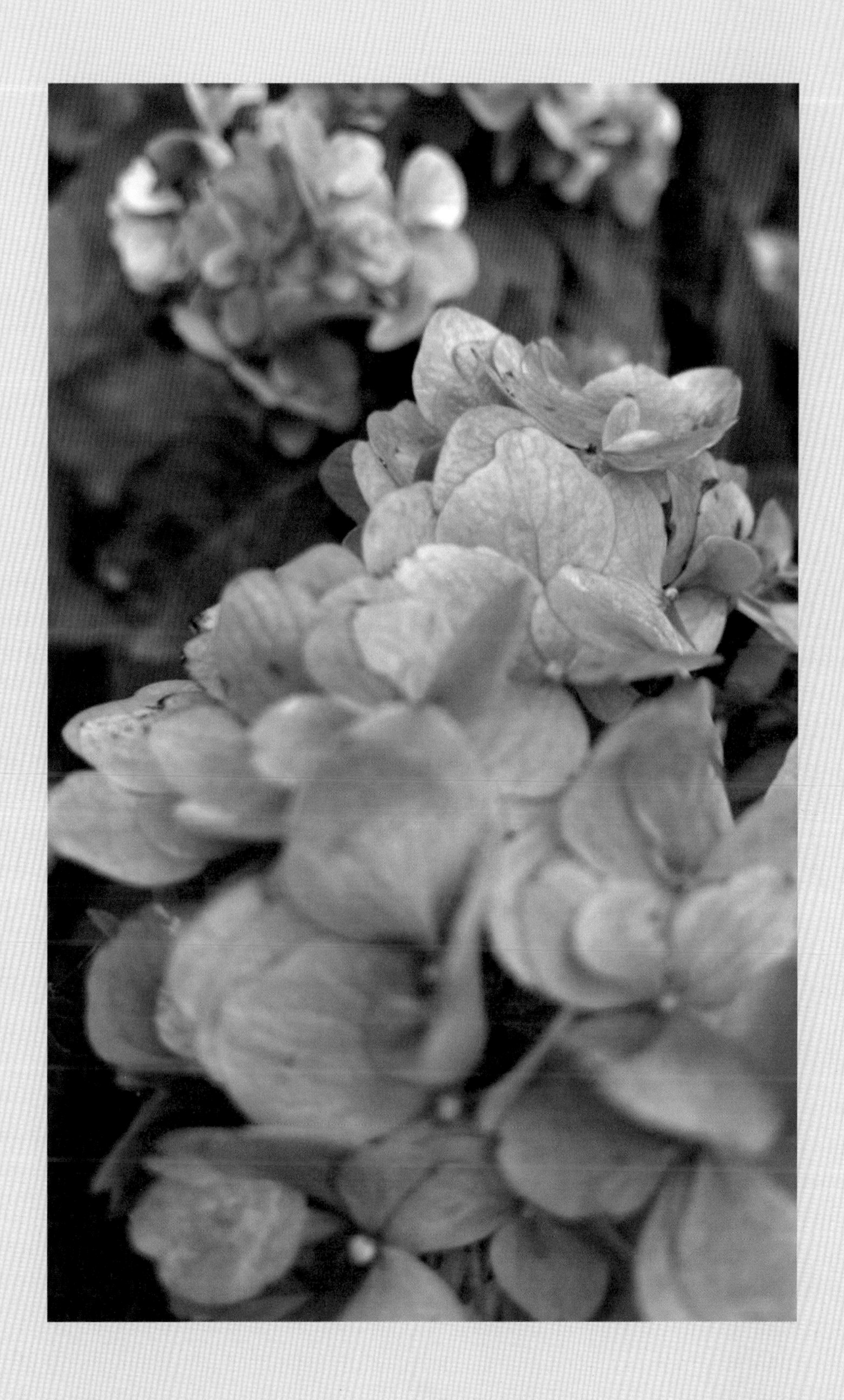

夏

SUMMER/ *Āyurveda*

梅雨が明けると本格的な夏の到来です。アーユルヴェーダでは「夏は全てを奪う」とされ、命の危機を示す季節でもあります。体力、抵抗力、消化力は一年で最も夏に低下しやすいと考えられているのです。

対策としては次のようなものがあります。

●冷たい飲食物を摂り過ぎない（消化力の低下）

●麦茶、さんぴん茶、湯冷ましを飲む（余分な熱をとる）

●暑い場所に居続けない

●休息をしっかり取る（普段は昼寝を勧めないアーユルヴェーダですが、夏は昼食の消化の妨げにならないように、できるだけイスやソファに座ったままの昼寝を勧めている）

●質の良い睡眠を取る工夫をする（心地よい寝室、綿や絹など着るものや落ち着くような香り、休む前に1日の反省をして精神をリセット）

●消化に負担のない旬のものを食べる

私の畑では、島胡椒（ピパーズ、ヒハツモドキ）をはじめ、大豆、エンサイ、オクラ、ゴーヤー、シソ、スイカなどを植えて毎日、成長を楽しんでいます。ゴーヤーなど旬の野菜やスイカを食べることで、余分な熱を取り、暑い夏を乗り越えていきたいものです。

この季節は体力が低下するので、運動は控えめに行うようにしましょう。

〈夏にお勧めの食材〉

野菜：ゴーヤー、ヘチマ、トウガン、キュウリ、オクラ、モーウイ、エンサイ（空芯菜）、ハンダマ（水前寺菜）など。

果物：マンゴー、スイカ、パッションフルーツ、パイナップル、バナナなど。

油脂：ココナッツ油、ギー、オリーブ油

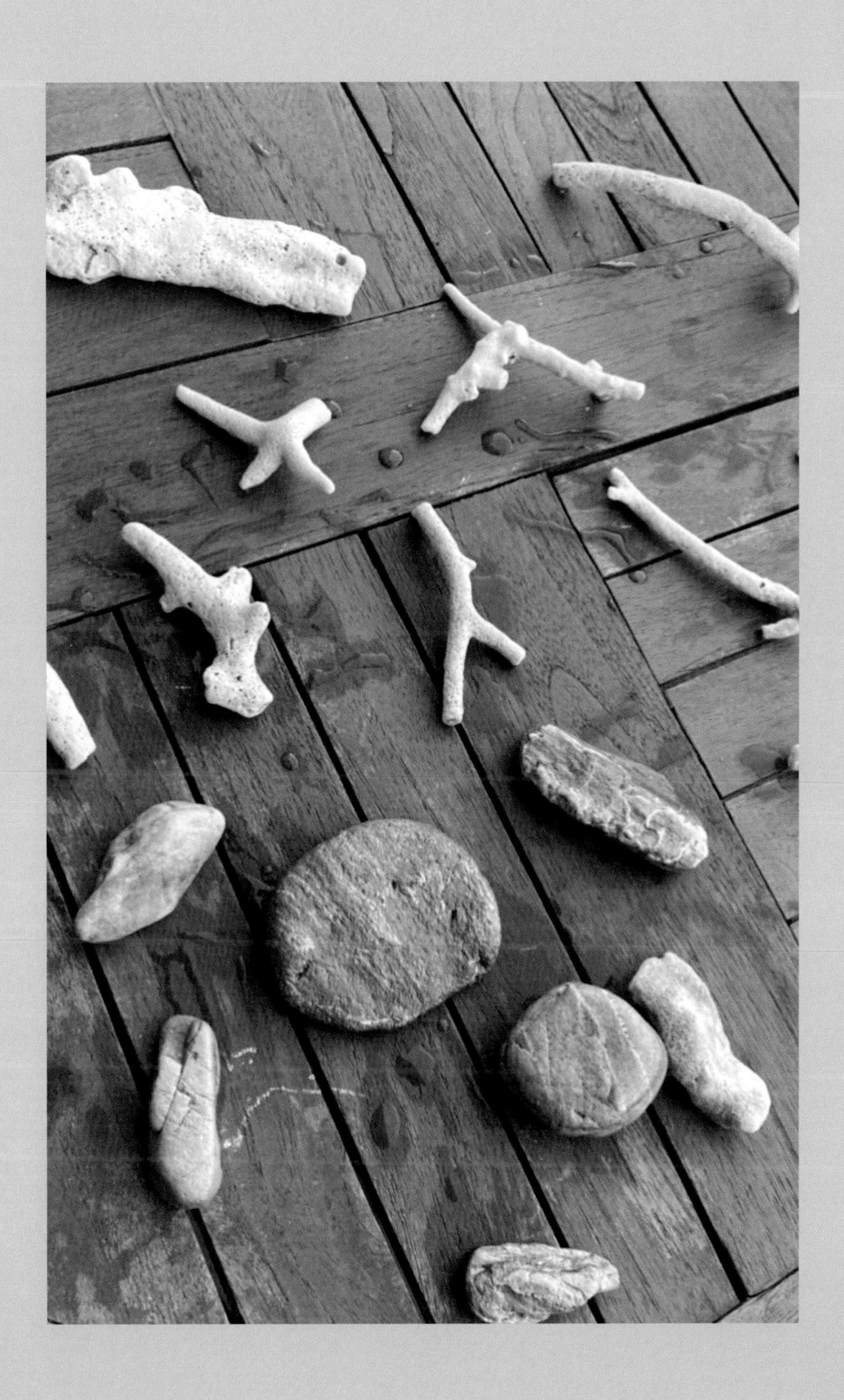

秋

AUTUMN / Āyurveda

秋風が吹き始める季節になると、私は夏の紫外線でダメージを受けた髪の毛や肌の手入れに時間をかけ、夏の間、控えていた運動を再開します。秋は少しずつ消化力や体力が戻るとアーユルヴェーダでは考えられていますが、まだ本調子ではないので食べ過ぎや過度な運動には気を付けましょう。未消化は老化を促進し、病を近づけてしまい、過度な運動は疲労を残してしまいます。この季節は甘く汁気が多い梨やブドウを食べると、身体にたまった余分な熱を取り去ると考えられていますので、旬の食材を積極的に取り入れましょう。

また、秋はボジョレーヌーボーといったワインの解禁日などがあり、飲む機会が増えそうですね。アーユルヴェーダではお酒は赤ワインやキビ酒、穀物酒をすすめていますが、アルコールは体内の熱を上げるので、元々体温が高い方は飲酒の前にシャワーを浴び、涼しい環境を作る、飲む量を調節する、などの工夫をしましょう。「ほろ酔い程度」がアーユルヴェーダの典型的な飲み方です。

〈秋にお勧めの食材〉

穀類…白米、小麦、大麦、ライ麦、オートミール
豆類…緑豆、そら豆、大豆、ひよこ豆など
野菜類…さつまいも、里芋、かぼちゃ、トウガン、オクラ、ゴーヤー、ナス、緑の野菜類
果物類…ブドウ（甘いもの）、梨、柿、イチジク、干しブドウ、バナナ（酸味の少ないもの）
ナッツ類…デーツ、アーモンド、カシューナッツなど
油脂類…ギー、オリーブ油、ココナッツ油、菜種油など
（温性で重性なので多量にとらないようにする）
スパイス…ショウガ、ウコン、クミン、唐辛子、コリアンダー、シナモン、ヒハツなどを使い、消化を促進し食事を楽しむ
お月見（月光浴）…月は冷性。体に残っている夏の暑さをクールダウン。深夜は控えましょう。
衣服…絹やレーヨン素材の服で涼しげに。白、緑色や青色が勧められています。
日光浴…直射日光にあたることは控えましょう。
運動…楽しむ程度にしましょう。

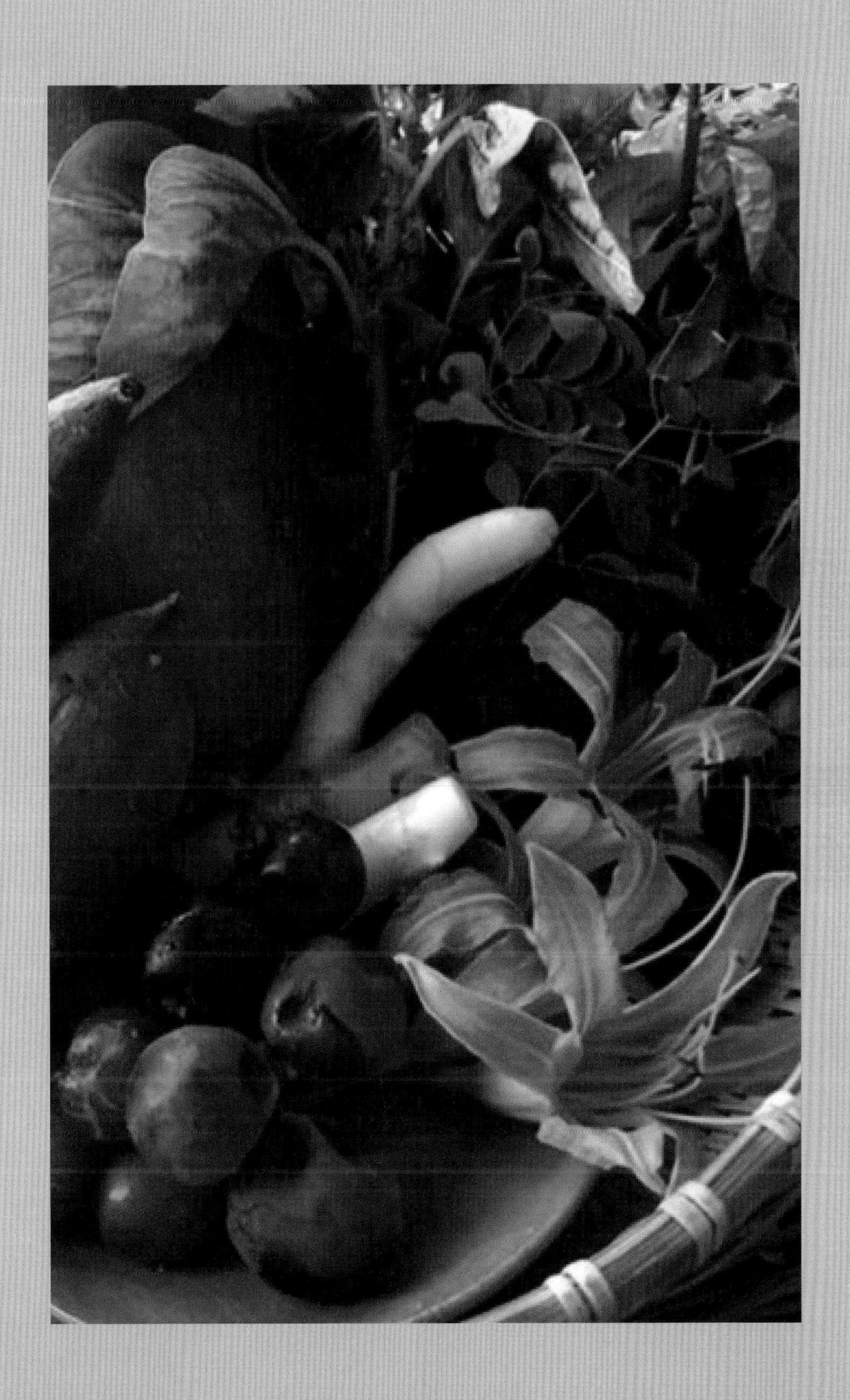

冬

WINTER/ *Āyurveda*

冬の冷え対策として100度まで熱して自然に冷ましたゴマ油でセルフアビヤンガを念入りに行います。ゴマ油は温性の性質があり、身体に塗るとポカポカ温まりますので、冬はもちろん、体が冷えた時にもお勧めです。

食事はバランス良く摂り、運動を欠かさず行うことで、身体の熱を生み出して寒さに負けずに過ごせると思います。

私は家事や仕事、農作業と充実した生活を過ごしていますが、体をよく動かすとそれだけ消化が高まり、程よくお腹が空いて食事がおいしく感じます。アーユルヴェーダは「消化力」をとても大事にしており、その働きを保つには運動を行うことが大切だと考えられ、それを実践しています。

農作業は体を動かすのでとても良い運動になりますが、首、手足、腰などの疲労が気になります。アーユルヴェーダでは同じ姿勢で長時間いることは硬直、痛み、冷えの原因と考えられていて、そのような症状には前述のゴマ油でです。また、人肌に温めたゴマ油を体に塗り、温度をやや高めにしたシャワーや湯船に浸かって発汗します。神経や筋肉の疲れが緩和され身体がぽかぽか温かく、気持ち良くなります。寒い冬には最適の生活法です。

アーユルヴェーダでは冬は消化力が高まり、体力が増す季節と言われますので、油脂類、肉類、魚類、お菓子、穀物や豆、ナッツ類、季節の野菜や果物を食べることを勧めています。これらを食べることで熱量が高まり、身体に栄養が吸収され元気に冬を越すことができるという考えがあります。

そして、首まわりや足元に冷たい風が入りこまないように工夫を。色は暖色系、夜遅くの外出はできるだけ控えて部屋を暖かくして過ごしましょう。

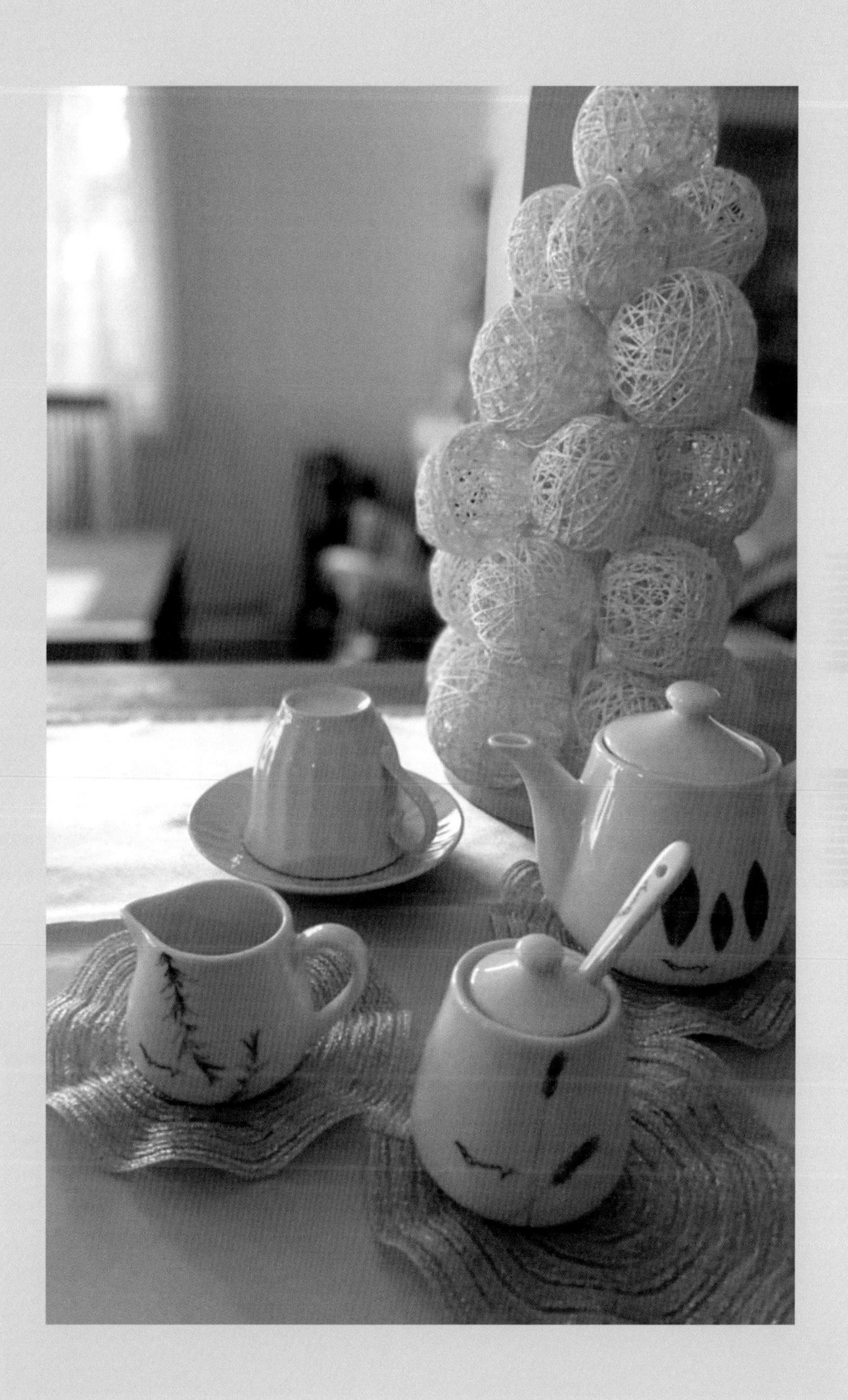

謝辞

私がアーユルヴェーダを学ぶと決意した時から20年。学問の奥深さに引き込まれ、時には悩むこともあったのですが、振り返ると、ここまで来れたのは多くの方々の支えがあったからだと強く思います。

基礎から教えていただいた恩師クリシュナU・K先生との出会いはかけがえのないものとなりました。ほかにも、アーユルヴェーダ関連の先生方からも学びをいただいています。クリシュナ先生の沖縄での講座を主催した崎浜キヌ先生との出会いもまた、大きなものとなりました。私の疑問に対して丁寧にご指導をしていただけることに、深く感謝いたします。カバーや本文に写真をご提供くださった大朝まりあさんにも感謝いたします。

そして、学びと仕事に時間を取らざるを得ない

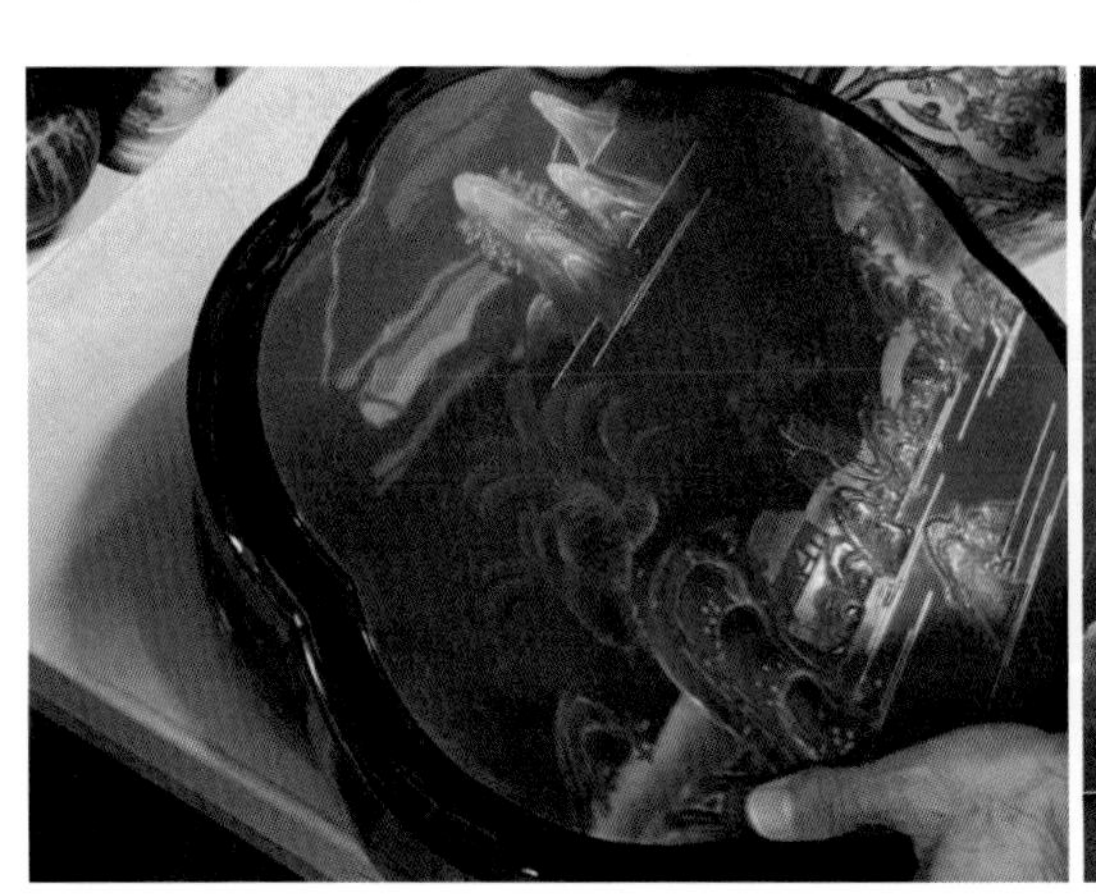

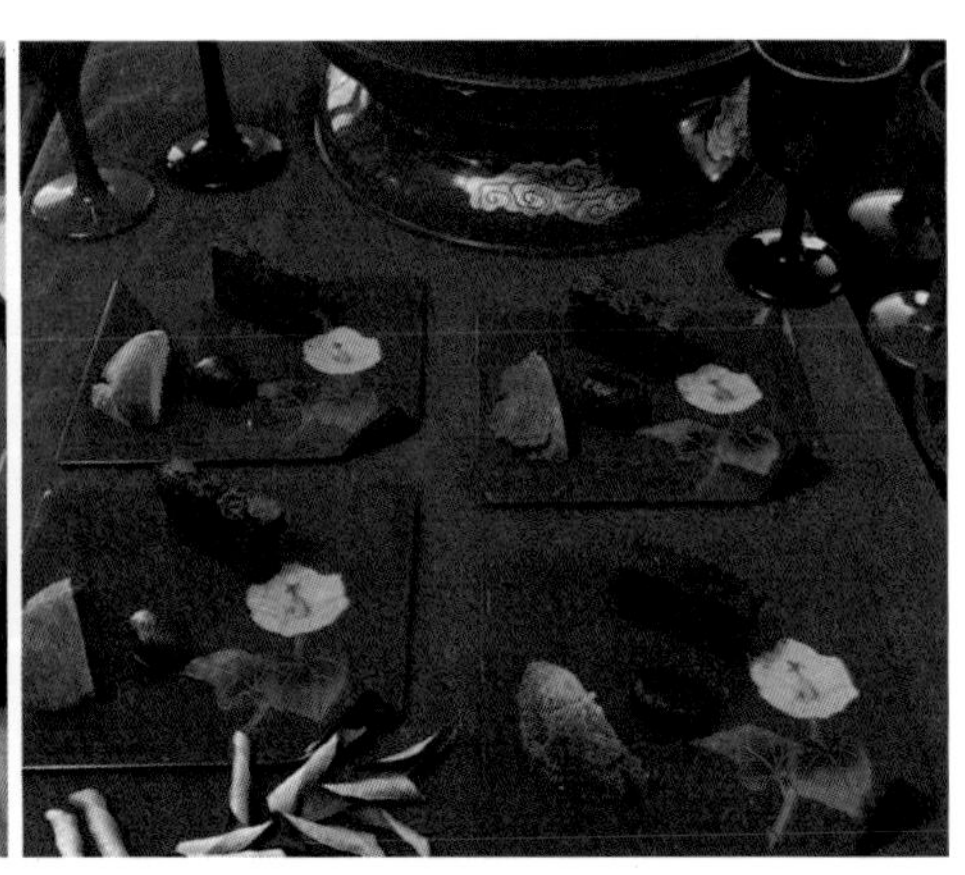

状況にあっても私を支えてくれた家族にも感謝の思いでいっぱいです。また、アーユルヴェーダを共に学んだ先輩で、残念ながらお亡くなりになった上里貴子さん、本書の執筆途中に亡くなった母、学びのきっかけともなった父。遠く空の上から私を見守ってくれているのだろうと感じます。

本書では、日々の生活に取り入れられるアーユルヴェーダの智慧を紹介しました。沖縄に生まれ、復帰50周年という節目を経て、沖縄の文化、琉球料理や伝統工芸である漆器、紅型を敬う想いと共に、沖縄の方々の健康、全世界の平和と幸福を願い、しあわせの智慧アーユルヴェーダを伝承していきたいと思っています。そして、本書を手に取っていただいた皆さまが、少しずつでも自分ができることから実践していただければ幸いです。

知念 伽央梨

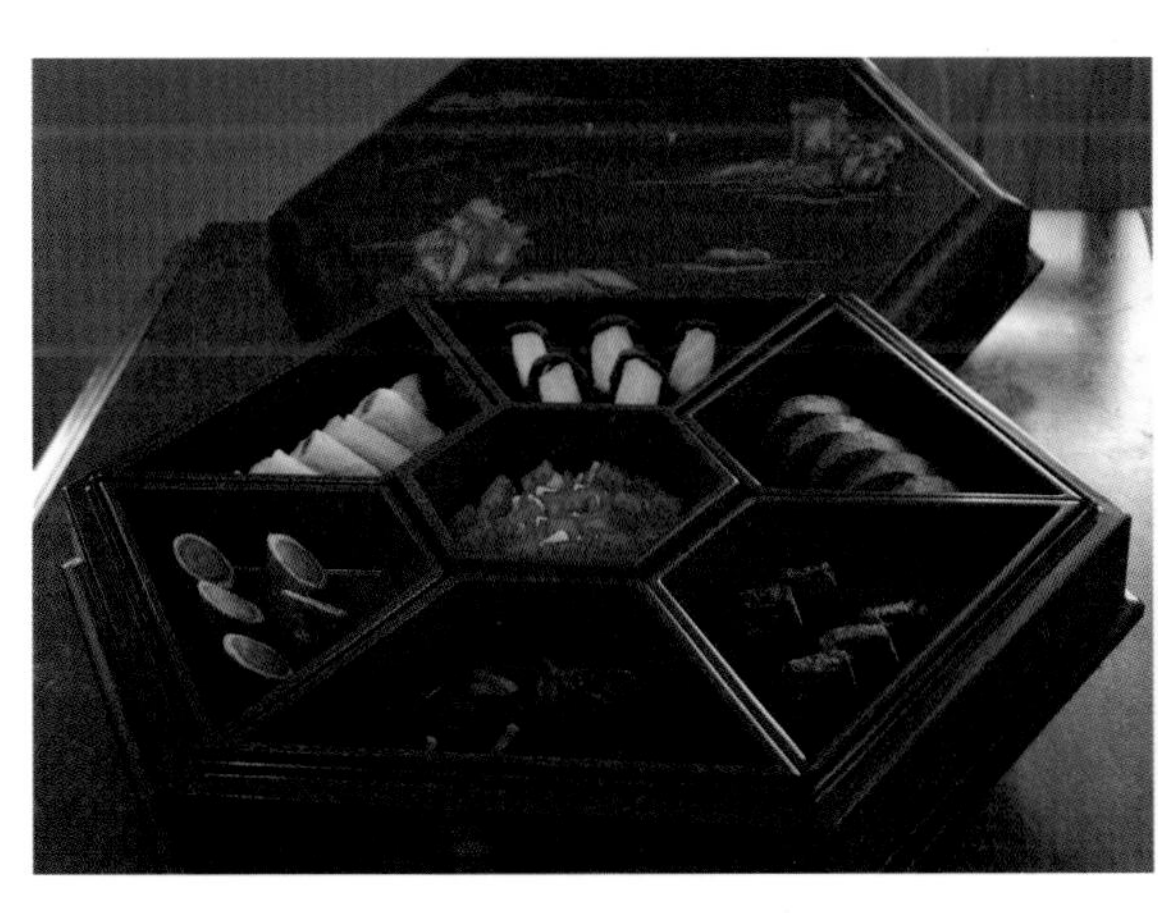

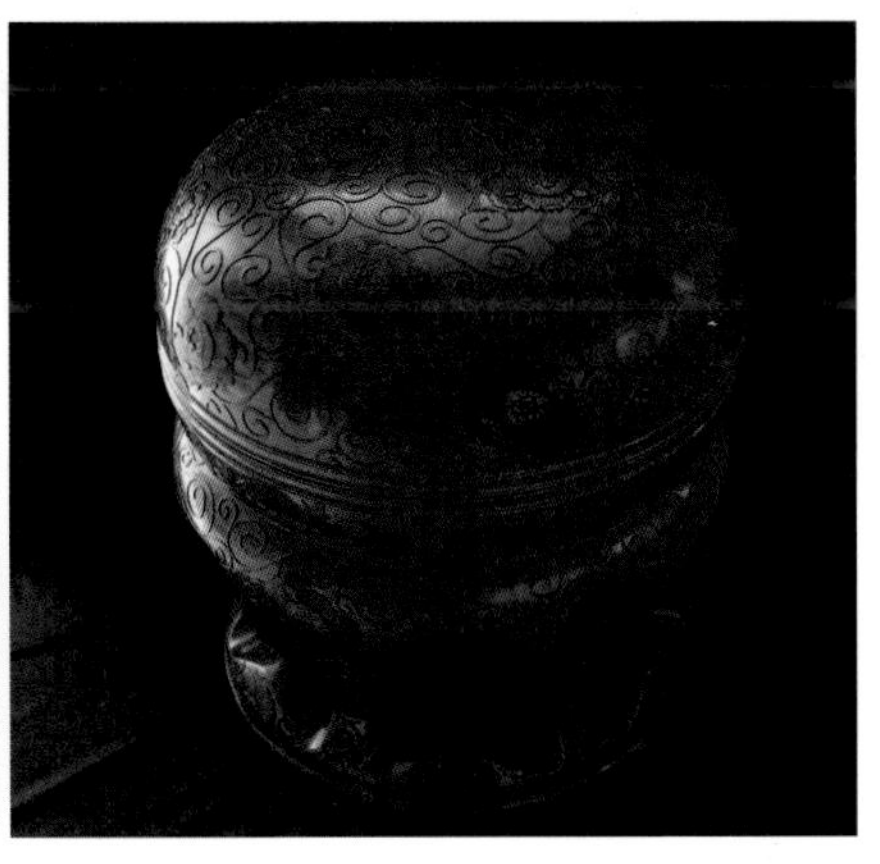

知念 伽央梨

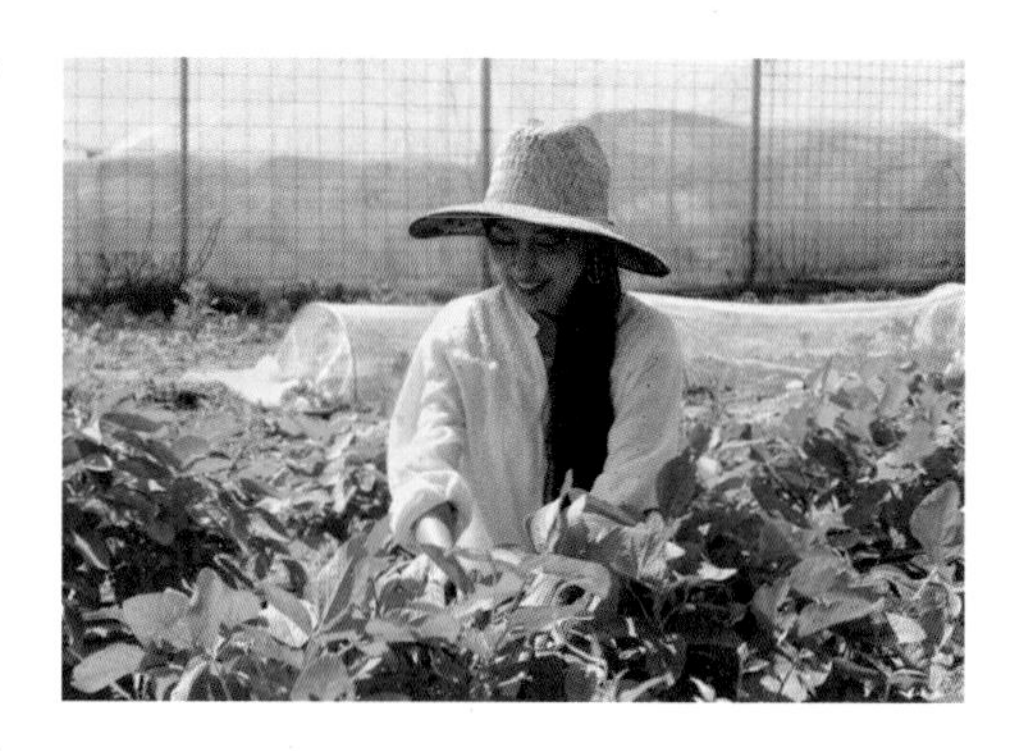

- 米国補完医療大学 AUCM、グジャラートアーユルヴェーダ
  提携 Ayur Vedic Medicine Practitioner
- 日本アーユルヴェーダ ヒーリング・コンサルタント
- 琉球アーユルヴェーダセラピスト
- 沖縄県琉球料理伝承人 ●調理師免許取得
- 美容師免許取得
- 株式会社 i-PLANA 代表
- 沖縄アーユルヴェーダスパ & スクール主宰
  基礎講座・セラピストコース・ヘナセラピスト養成

HP https://i-plana.org/

参考文献

アーユルヴェーダ・ススルタ大医典 チャラカ・サンヒター
『ビューティーアーユルヴェーダレッスン』(クリシュナ U.K 著)
『アーユルヴェーダとヨーガ』(上馬場和夫 著)
『インドの生命科学 アーユルヴェーダ』(上馬場和夫・西川眞知子 著)
『アーユルヴェーダ食事法 理論とレシピ』(佐藤真紀子、香取薫 著)
『アーユルヴェーダ健美食』(香取薫、イナムラ・ヒロエ・シャルマ、彦田治正著)
『アーユルヴェーダ・カフェ』(上馬場和夫 著、香取薫 料理)
『ニュートン式 超図解 最強に面白い!! 睡眠』(柳沢正史 著)
『アーユルヴェーダを毎日の食卓に』
(NPO 法人日本アーユルヴェーダ研究所付属日本アーユルヴェーダ・スクール発行)

Ayurveda in OKINAWA

しあわせの智慧 アーユルヴェーダ

2023年4月20日 初版第一刷発行

著　者 知念 伽央梨
発行者 池宮 紀子
発行所 (有) ボーダーインク
〒902-0076
沖縄県那覇市与儀226-3
tel.098 (835) 2777
fax.098 (835) 2840
印刷所 でいご印刷

ISBN978-4-89982-443-5